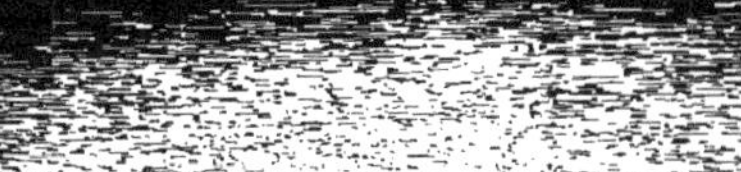

XXVIe CONGRÈS

DES

MÉDECINS ALIÉNISTES ET NEUROLOGISTES DE FRANCE

ET DES PAYS DE LANGUE FRANÇAISE

QUIMPER — 1er-6 AOUT 1922

DISCUSSION DES RAPPORTS

COMMUNICATIONS

COMPTES RENDUS

PUBLIÉS

sous la direction de M. le Docteur LAGRIFFE

Secrétaire Général

PAR

MM. les Docteurs ADAM, RÉGIS et SANTENOISE

Secrétaires des Séances

PARIS

MASSON et Cie, Éditeurs

LIBRAIRES DE L'ACADÉMIE DE MÉDECINE

120, BOULEVARD SAINT-GERMAIN (VIe)

1922

XXVIe CONGRÈS

DES

MÉDECINS ALIÉNISTES & NEUROLOGISTES DE FRANCE

ET DES PAYS DE LANGUE FRANÇAISE

QUIMPER — 1ER-6 AOUT 1922

I

XXVIe CONGRÈS

DES

MÉDECINS ALIÉNISTES ET NEUROLOGISTES DE FRANCE

ET DES PAYS DE LANGUE FRANÇAISE

QUIMPER — 1er-6 AOUT 1922

DISCUSSION DES RAPPORTS

COMMUNICATIONS

COMPTES RENDUS

PUBLIÉS

sous la direction de M. le Docteur LAGRIFFE

Secrétaire Général

PAR

MM. les Docteurs ADAM, REGIS et SANTENOISE

Secrétaires des Séances

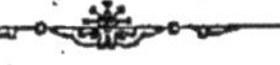

PARIS
MASSON et Cie, Éditeurs
LIBRAIRES DE L'ACADÉMIE DE MÉDECINE
120, BOULEVARD SAINT-GERMAIN (VIe)

1922

SÉANCE INAUGURALE

XXVIe CONGRÈS
DES
MÉDECINS ALIÉNISTES ET NEUROLOGISTES DE FRANCE
ET DES PAYS DE LANGUE FRANÇAISE
QUIMPER — 1er-6 AOUT 1922

SÉANCE INAUGURALE

La séance inaugurale a eu lieu le Mardi 1er Août 1922, à 9 heures du matin, au Théâtre municipal de Quimper, sous la présidence de M. le Professeur Jean LÉPINE, doyen de la Faculté de Médecine de Lyon, entouré de MM. DESMARS, Préfet du Finistère, LE HARS, Maire de Quimper, Sénateur du Finistère, Mgr DUPARC, Evêque de Quimper et de Léon, membres du Comité d'honneur, assisté de M. le Dr COLIN, Médecin de l'Asile clinique Sainte-Anne, de Paris, vice-président du Congrès, de M. le Dr LAGRIFFE, Directeur-Médecin de l'Asile des Aliénés de Quimper, secrétaire du Congrès, de M. le Dr René CHARPENTIER, de Paris, secrétaire général du Comité permanent.

M. le Professeur Jean LÉPINE ouvre la séance et donne la parole à M. LE HARS, Sénateur-Maire de Quimper :

Discours de M. LE HARS, *Sénateur-Maire de Quimper :*

MESDAMES,
MESSIEURS,

Je fais appel à toute votre indulgence, car, si jamais incompétence put être excusable, c'est bien celle d'un malheureux Maire qu'aucune étude préalable n'a préparé à la Science médicale et qui se trouve placé subitement à la Présidence d'un Congrès de Médecins aliénistes et neurologistes de France et des pays de langue française.

Mais il est, paraît-il, admis que les fonctions municipales inculquent à ceux qui en sont investis le savoir le plus universel et qu'elles leur permettent de faire face aux exigences les plus variées.

Et c'est ainsi que déjà, il y a deux ans, j'avais à participer, toujours dans le domaine d'Esculape, aux fêtes organisées dans notre ville en l'honneur de notre grand compatriote Laënnec et que j'avais à cette occasion l'honneur grand de saluer dans nos murs les princes de la science venus commémorer la mémoire de l'auteur du traité de l'auscultation.

Nous avons à recevoir aujourd'hui de nouvelles sommités médicales, des spécialistes des maladies nerveuses que je salue en la personne de leur éminent Président, Monsieur le professeur Lépine, doyen de la Faculté de Médecine de Lyon et de leur Vice-Président, M. le Dr Colin, médecin-chef de service des Asiles de la Seine.

Je suis particulièrement heureux d'avoir le grand honneur de leur souhaiter la bienvenue au nom du Conseil municipal, au nom de la Ville de Quimper.

Il m'est particulièrement agréable de saluer en même temps M. le Préfet du Finistère, Mgr l'Evêque de Quimper, M. l'Inspecteur général Léon Rondel, représentant M. le Ministre de l'Hygiène, M. le Délégué du Ministre de la Guerre, Monsieur le Délégué du Ministre de la Marine, MM. les représentants de la Suisse, de la Belgique, de la Tchéco-Slovaquie, du Grand-Duché de Luxembourg et de la Norvège.

Et ici, Messieurs, je serais impardonnable de ne pas adresser l'expression de notre plus vive reconnaissance à la Nation Belge qui, par sa loyauté, par son courage indomptable, par son héroïsme, par son respect des traités, a contribué, pour une si large part, au salut de notre Patrie, provoquant l'admiration de l'Univers tout entier.

C'est également un devoir sacré, en même temps que parfaitement agréable, que d'adresser l'hommage de notre plus profonde gratitude à la République helvétique pour les soins si intelligents, si dévoués, pour l'altruisme dont elle a fourni le plus beau des exemples en prodiguant les secours que vous savez à nos pauvres soldats pendant toute la durée de la guerre.

Enfin, Messieurs, nous ne saurions oublier que notre 118e Régiment d'Infanterie a cantonné pendant de longs mois dans le Grand-Duché de Luxembourg où nos officiers et nos soldats ont conservé de l'accueil qui leur y a été réservé un souvenir ineffaçable.

Il est totalement impossible de s'acquitter complètement de semblables dettes, mais nous voudrions que ces nations amies sachent bien que notre pays breton possède la religion du souvenir et que la reconnaissance y est pratiquée à l'instar d'un vrai culte.

Au surplus, j'ai la confiance la plus absolue dans l'esprit d'initiative, la mentalité de vos guides qui ne manqueront pas de mettre en valeur à vos yeux les qualités du peuple qui se plaît à la corne de notre Armorique, sur la lande gercée de granit, devant les roches grises, dans ces avenues de pierres sépulcrales dressées par nos pères d'antan sur la rose bruyère.

Il vous sera donné, sous leur intelligente conduite, d'admirer la beauté dont s'enorgueillit notre Bretagne, cette beauté qui, comme le dit notre grand géographe, lui vient des splendeurs de sa mer, de la fierté de ses caps, de la lutte incessante de ses écueils entêtés contre des flots plus entêtés encore puisqu'à la fin des fins ils dévorent les récifs après avoir aussi souvent reculé qu'avancé dans un assaut toujours plus violent que la fuite.

Et en jetant les yeux sur cette nature si diverse, sur les clochers à jour qui parsèment notre pays, en apercevant ces fils de Celtes qui l'habitent, nombre d'entre vous ne manqueront pas, par esprit professionnel, de chercher la tare qui menaçait de perdition totale notre belle race.

Vous rechercherez cette tare qui permettait d'écrire il y a peu d'années encore : « Mais voici l'erreur, l'infamie, l'injustice et l'abomination de la désolation ; l'honnêteté, la droiture, l'esprit de sacrifice, le dévouement, l'honneur, le courage passif et la vaillance active, la volonté, la foi, la fleur de poésie, tout cela dépérit et meurt sous le robinet du tonneau d'alcool. »

Cette note pessimiste n'était pourtant que trop exacte, elle dépeignait fidèlement, quand elle fût tracée, une lamentable situation qui, si elle se poursuivait, menaçait d'emporter notre race.

Durant chacune des journées consacrées au repos, ce n'étaient que malheureux titubant dans les villages, le long des routes, de pauvres êtres que le vice dégradant qu'ils pratiquaient ravalait au rang de la bête.

Hommes, femmes sacrifiaient plus ou moins au démon tentateur, à l'abominable alcool, à telle enseigne que rares étaient les chantiers, les ateliers pouvant ouvrir leurs portes le lendemain du repos dominical, parfois même le mardi, et cela parce que le personnel poursuivait ses navrantes libations.

Loin d'être considérée comme une passion honteuse, l'ivresse était au contraire en honneur aussi bien dans les villes que dans les campagnes, et c'est ainsi qu'on voyait des jeunes enfants simuler l'ivresse, en attendant de pouvoir y sacrifier comme leurs aînés,

Et je ne plaiderai pas ici les circonstances atténuantes, je n'invoquerai pas l'ignorance de ceux qui croyaient de très bonne foi (j'en ai eu la preuve à diverses reprises) que le mot eau-de-vie signifiait une source de force, d'énergie, qu'elle contenait les propriétés d'une véritable eau de Jouvence.

Je me contenterai de constater, avec une joie sans mélange, que l'ivrognerie disparaît de plus en plus chaque jour de notre pays.

Et s'il m'est particulièrement agréable de souligner cette rénovation, ce plaisir se trouve doublé du fait que cette déclaration s'adresse aujourd'hui aux plus célèbres médecins aliénistes, qui, plus que quiconque, connaissent l'étroite relation entre l'alcool, la folie et la dégénérescence.

Quels peuvent-être les mobiles qui ont déterminé cette brusque amélioration dans les mœurs de nos compatriotes ?

Est-elle due au bien-être qui règne dans notre pays ?

Devons-nous la considérer comme l'une des conséquences heureuses de l'horrible tuerie, et ceux qui sont revenus de cette longue guerre ont-ils rapporté dans leurs foyers l'horreur et le mépris de l'ivrognerie ?

Est-ce tout autre motif, car j'en ai entendu citer un grand nombre ?

Ce n'est pas à moi qu'il appartient d'en philosopher, et je laisse ce soin à ceux qui ont la spécialité de traiter des maladies mentales, me contentant de leur signaler les effets, sans remonter à la cause.

Il me suffit, quant à moi, de me réjouir de tout cœur de ce que ce retour à la sobriété permet de conserver à la France ses meilleurs marins et l'élite de ses soldats.

Aussi est-ce avec une réelle fierté patriotique que je répète, en terminant, que c'est un peuple complètement régénéré qui vous souhaite ici, Messieurs, la plus cordiale des bienvenues.

Discours de M. Desmars, *ancien Conseiller d'Etat, ancien Directeur de l'Assistance et de l'Hygiène publiques au Ministère de l'Hygiène, Préfet du Finistère :*

Monsieur le Président,
Messieurs,

Mes premières paroles seront pour vous exprimer le plaisir très sincère que j'éprouve à vous voir aujourd'hui, en mon département, pour la 26e session de votre savant congrès annuel.

Au lendemain de la victoire, lorsque vous avez été appelés à renouer le fil de vos traditions, brisé par la guerre, vos pensées et vos cœurs se sont tout naturellement portés, comme par un élan fraternel, vers ces provinces naguère perdues, aujourd'hui reconquises, des souffrances desquelles, pendant près de cinquante ans, nous avions douloureusement souffert, et, aussi, vers ce Luxembourg, petit par la superficie et grand par la vaillance, qui venait de sacrifier 3.000 de ses fils pour le salut de la France et la liberté du monde.

Cette année, après Strasbourg et Luxembourg-Metz, nous voici assemblés en ce Finistère, placé à l'autre extrémité géographique du pays. Désignation inattendue, semble-t-il ? Paradoxale même, diraient les esprits chagrins !

Non, Messieurs, la distance est moins longue qu'il ne paraît tout d'abord de l'Est retrouvé à l'extrême-Ouest de la France où vous êtes réunis. Les 60.000 victimes de la guerre, qui placent notre cher Finistère en toute première ligne, sur la liste glorieuse — et endeuillée, hélas ! — de nos départements, l'attesteraient au besoin, s'il était nécessaire. Et le tranquille et indomptable courage de nos soldats bretons, les sanglants sacrifices qu'ils ont héroïquement consentis, en justifiant votre choix, ont comme abrégé, — n'est-il pas vrai ? — la longue distance qui semble nous séparer de nos chères provinces, rendues aujourd'hui pour toujours à notre commune mère-patrie.

Certes, Messieurs, au moment où, comme siège de votre futur Congrès, vous désigniez notre antique et pittoresque cité, toujours jeune et pimpante sous son double hennin de dentelle de pierre, je ne pouvais prévoir que j'aurais l'honneur et la satisfaction de vous y faire accueil, aux côtés de M. le Sénateur-Maire et de Mgr l'Evêque de Quimper.

Dernier Directeur de l'Assistance et de l'Hygiène publiques, que j'étais alors, comment aurais-je pu deviner qu'un an plus tard, je serais à cette place pour vous souhaiter, au nom du Gouvernement de la République, une cordiale et sincère bienvenue, en ma vieille Bretagne, en ce département magnifique que je suis fier d'administrer, que beaucoup d'entre vous connaissent et admirent déjà, mais que tous vous aimerez, j'en suis sûr, après votre trop bref séjour au milieu de nous.

Oui, je le répète, ce m'est une joie profonde, Messieurs, de vous saluer au seuil de votre Congrès de 1922, car, pour beaucoup d'entre nous, nous voir n'est-ce pas nous retrouver ? Vous le savez : je ne suis pas de ceux qui ferment pour ne plus le rouvrir, le livre du passé, à peine les derniers feuillets en sont-ils emplis et tournés, et qui n'ont jamais senti la douceur des retours en arrière et le charme des souvenirs revécus.

Eh bien, permettez-moi de vous le dire, très simplement et très sincèrement, parmi ces souvenirs d'hier, il n'en existe point, en ce qui me concerne, de plus précieux et de plus fidèles que ceux qui m'attachent à vous en me rappelant notre commune collaboration de près de deux années. Jamais je ne pourrai oublier le concours qu'en toutes circonstances et avec une netteté de vues et une science remarquables, m'ont apporté les maîtres de la science psychiatrique et neurologique, et, en tout premier lieu, ces dévoués médecins des asiles départementaux, accourus ici en si grand nombre.

Cette collaboration, ce concours, j'ai le droit de dire qu'ils furent, de part et d'autre, loyaux et empreints de la plus franche cordialité. Ils étaient particulièrement confiants et intimes, Messieurs les Médecins des Asiles, avec les Représentants autorisés de votre Amicale, MM. les docteurs Autheaume, d'abord, Vallon, et enfin M. le docteur Anglade, dont j'ai si souvent recueilli les sages avis, ne me contrediraient pas, j'en suis convaincu. Notre entente, notre bonne volonté réciproques ont permis de mener à bien certaines réformes, dont les plus simples en apparence — ainsi vont les choses humaines ! — ne furent pas toujours les plus faciles à réaliser ! Modification des décrets sur la retraite, sur le recrutement et le concours, publication des postes vacants au *Journal Officiel* et dans les périodiques spéciaux, amorce de la suppression de l'adjuvat, réclamée alors par la quasi-unanimité de vos confrères ! Puis dans un plus vaste domaine, étude d'une assistance psychiatrique plus conforme aux données scientifiques modernes, mieux adaptée à la technique, évidente aujourd'hui pour tous, d'une prophylaxie qui, prévenant le mal, précède la thérapeuthique qui s'efforce de le guérir. Toutes ces réformes furent poursuivies aussi, je dois le dire, en étroite communion de pensée avec l'ancien Président du Conseil supérieur de l'Assistance publique, devenu, par la confiance du Gouvernement, notre grand ministre de l'Hygiène d'aujourd'hui, représenté ici par mon vieil ami, M. Rondel.

Je viens de parler de prophylaxie ! et voici que me reviennent à la mémoire les débuts, parfois difficiles et souvent mouvementés — vous vous en souvenez, mon cher docteur Colin — de ce comité technique d'hygiène mentale, né un après-midi, dans un modeste local de la rue

Saint-Romain, sur l'initiative d'apôtre du docteur Toulouse ! Six mois après, c'est en Sorbonne que j'avais l'honneur de présider, par délégation, l'assemblée générale de ce même comité devenu la Ligue qui vient de s'affirmer encore, en un récent congrès, et à laquelle je suis fier de toujours appartenir. Nouvel exemple d'un succès dû à une ténacité irréductible mise au service d'une foi agissante !

Excusez-moi, Messieurs, de revivre ces souvenirs déjà anciens. Leur rappel n'a d'autre excuse que le plaisir que j'éprouve à retrouver ici beaucoup de visages amis et à vous marquer ainsi l'expression de ma toujours vivante et fidèle gratitude.

Sans vouloir retarder davantage le début de vos importants travaux, j'ai le devoir, cependant, de m'associer aux paroles éloquentes et chaleureuses que vient de prononcer M. le Sénateur-Maire de Quimper. Avec le sien, mon salut va, tout particulièrement cordial, aux savants éminents qui représentent ici ces nations généreuses, amies dévouées de notre chère France — n'est-ce pas dans la peine que l'on reconnaît ses vrais amis ? — J'ai nommé la Belgique, le Luxembourg, la Suisse et la Tchéco-Slovaquie.

Je tiens enfin à saluer et remercier les organisateurs du Congrès qui, sous le prétexte d'une présidence d'honneur, ont bien voulu m'offrir une hospitalité dont l'honneur est tout entier pour moi.

Mon collaborateur et ami, M. le docteur Lagriffe, directeur compétent et dévoué de l'Asile départemental Saint-Athanase, M. le docteur Charpentier, ancien chef de clinique à la Faculté de Médecine de Paris, qui, par une heureuse tradition, est devenu, si j'ose dire, le « Secrétaire perpétuel » de vos congrès, tous deux metteurs en scène habiles et expérimentés de la session qui s'ouvre aujourd'hui ; M. le docteur Colin, vice-président, qui, suivant la règle toute confraternelle de vos assemblées, sera appelé, en 1923, à présider à son tour votre congrès de Besançon et en qui j'ai plaisir à retrouver le savant chef de service de Sainte-Anne, représentant distingué de l'élite de nos psychiatres parisiens ; vous enfin, mon cher Professeur, à qui est échu cette année l'honneur de présider le Congrès de Quimper. C'est avec une double satisfaction que je vous vois à cette place. Le préfet du Finistère se réjouit de saluer en vous le neveu d'un grand préfet de police que mes collègues et moi-même sommes fiers de compter parmi nos devanciers les plus populaires et les plus aimés. Et comment l'ancien Directeur de l'Assistance et de l'Hygiène publiques ne se féliciterait-il pas de rencontrer de nouveau, à l'occasion de cette séance d'ouverture, l'ancien médecin-adjoint de l'Asile de Quimper, héritier d'un nom connu et respecté dans la grande famille médicale, professeur réputé, devenu le jeune doyen de l'antique et célèbre Faculté lyonnaise ? Permettez-moi, mon cher Professeur, de me féliciter du choix qu'ont fait en vous vos confrères. Nul ne pouvait être plus heureux, parce que, non seulement nul n'était plus que vous qualifié, par sa science, son expérience et son autorité, pour diriger de difficiles débats techniques, mais aussi parce que, par cette heureuse rencontre, le souvenir de notre cher Quimper demeurera désormais associé à votre nom et à votre fidèle souvenir !

Discours de M. le Professeur Jean Lépine, ***Président du Congrès :***

Messieurs,

Je suis sûr d'être votre interprète en remerciant d'abord tous ceux qui nous ont fait un accueil si empressé dans ce pays de Laënnec et de Morvan. M. le sénateur Le Hars, maire de Quimper, ne nous a pas seulement souhaité la bienvenue en termes délicats, il a eu pour nous l'attention précieuse de mettre à la disposition du Congrès cette salle du théâtre municipal, dont le confortable serait difficilement égalé. Il nous a donné aussi la preuve de l'intérêt qu'il prend à nos travaux et de préoccupations semblables aux nôtres, qu'il a eues pendant longtemps, au sujet de la santé physique et morale de ses concitoyens. Nous sommes aujourd'hui rassurés puisque, sur son témoignage et sur celui de M. le Préfet, nous apprenons l'immense progrès qui a été obtenu dans ces dernières années dans l'organisation de la lutte contre l'alcoolisme. Si cette Bretagne, à qui l'héroïsme de ses enfants a coûté la vie de tant d'entre eux, peut, par une qualité meilleure de sa race rester féconde, réparer les pertes de la guerre, si de jeunes têtes viennent honorer la mémoire des disparus, si le Breton cesse d'être pauvre parce qu'il ne boit plus son gain âprement disputé au sol ingrat et aux éléments déchaînés, un bel avenir s'ouvre pour cette partie si vivante du sol français. Nous sommes reconnaissants aux autorités locales, qui après avoir mesuré l'étendue du péril et apprécié les moyens de le combattre, ont la légitime fierté de nous apporter aujourd'hui ce présage réconfortant.

Vous me permettrez d'assurer de toute notre déférente gratitude S. G. Mgr Duparc, évêque de Quimper et de Léon. L'honneur qu'il nous fait par sa présence, l'autorité qu'il donne ainsi à ce Congrès, n'a laissé aucun de nous indifférent. Tous nous lui avons su gré d'avoir discerné, entre ces hommes venus de tous les points géographiques du pays et d'un étranger parfois lointain, venus aussi de tous les points de l'horizon philosophique, la pensée commune que dans un domaine où le physique et le moral sont aussi étroitement unis, le médecin et le prêtre n'ont pas le droit de s'ignorer l'un l'autre. Je remercie spécialement Mgr de Quimper d'avoir, en venant ici, consacré cette pensée.

Mon cher Préfet, la simplicité de votre caractère me permet de m'adresser à vous comme à l'un des plus anciens et des plus sûrs de nos amis. L'une des satisfactions que nous avons eues, en tenant cette année ce Congrès dans cette ville, était la certitude d'y retrouver à la tête de ce grand département le dernier directeur de l'Assistance et de l'Hygiène publiques, le chef dont le passage au Ministère est resté marqué d'une si forte empreinte et dont le départ nous a laissé à tous tant de regrets. Nous vous sommes aussi profondément reconnaissants d'avoir, dans des conditions personnelles pénibles, tenu à revenir à Quimper pour assister à la séance d'aujourd'hui.

Je ne veux remercier que d'un mot les deux organisateurs véritables du Congrès, d'abord parce qu'ils sont trop mes amis pour que j'aie à leur égard toute liberté de langage, et parce que leur modestie ne le voudrait pas. Mais il n'est que juste d'être surpris de l'intelligente activité, de l'ingéniosité avec laquelle le docteur Lagriffe a réalisé, sans un retard et sans un à-coup, la grosse besogne matérielle que comporte cette organisation. Pour ceux qui le connaissent, il n'y a rien là d'extraordinaire. Sans bruit, discrètement, il est de ceux qui accomplissent en dépit de l'indigence des moyens, de véritables tours de force. La réussite de ce Congrès est son œuvre, il me permettra de dire qu'elle n'est pas plus méritoire que l'admirable labeur scientifique de son laboratoire personnel. Nous savons tous la difficulté que nous avons à travailler hors des grands centres, sans émulation, sans collaborateurs, livrés à nous-mêmes. Mais il en est qui ont démontré que l'on pouvait triompher de tous ces obstacles, et nul ne l'a fait mieux que Lagriffe.

Mon ami René Charpentier doit aussi être à l'honneur parce qu'il a été beaucoup à la peine. Les difficultés locales ne sont pas tout, et les différences que l'on rencontre en elles d'un Congrès à l'autre sont très grandes. Nous devons remercier tout particulièrement notre Secrétaire permanent d'avoir assuré d'une manière aussi heureuse et avec une aussi souple autorité la liaison entre l'œuvre des Congrès précédents, les travaux de celui-ci et la préparation du suivant.

Les Pouvoirs publics nous ont renouvelé cette année leurs encouragements habituels et nous sommes heureux, notamment, de saluer ici les délégués des Ministres de la Guerre et de la Marine et la délégation spéciale que M. le Ministre de l'Hygiène, de l'Assistance et la Prévoyance sociales a envoyée pour suivre de près les travaux du Congrès. Par une rare bonne fortune, nous avons un Ministre dont toute la carrière s'est déroulée comme un long apostolat en faveur de quelques idées généreuses et de quelques mesures urgentes d'Assistance, dont une part correspond précisément à ce qui fait l'objet de nos travaux. M. Paul Strauss est depuis trop longtemps des nôtres pour que nous nous contentions de lui adresser aujourd'hui des hommages officiels. Nous prions ses représentants de vouloir bien lui porter, au nom de tout le Corps des Neurologistes et des Aliénistes de France et des pays de langue française, l'expression de notre profonde gratitude et de notre indéfectible attachement.

Nous apprécions chaque année l'honneur que les pays étrangers de langue française nous font en déléguant quelques-uns de leurs savants à notre Congrès. Mais, aujourd'hui, dans la longue liste des délégués étrangers, où nous sommes heureux de saluer au passage tant de nos amis, nous enregistrons pour la première fois des adhésions précieuses, et c'est avec émotion que nous accueillons ici les représentants de la Norvège et de la Tchéco-Slovaquie. Il est impossible de ne pas considérer leur présence comme un signe des temps et, rétrospectivement, de remercier tous les amis du génie français, dont l'effort dans leur lutte contre le germanisme avait préparé la venue de leurs compatriotes d'aujourd'hui.

Il me faut encore, avant de terminer ce préambule accoutumé, vous donner connaissance d'un certain nombre d'excuses, celles de M. le Pr Long (de Genève), de M. le Pr Minkowski (de Zurich), de M. le Pr Von Monakov (de Zurich), de M. le Professeur Pic (de Lyon), de M. le Pr Rouquier (du Val-de-Grâce), de MM. les Drs Briand (de Paris) et Forman (de Luxembourg).

La tradition veut que le discours présidentiel de nos Congrès soit consacré à la mise au point d'une question de notre domaine. Je n'aurai pas cette prétention, et je vous demanderai la permission d'évoquer une circonstance exceptionnelle. Nous sommes au vingt-sixième de nos Congrès. L'homme s'arrête volontiers après vingt-cinq ans d'une vie commune. L'an dernier, dans le cadre délicieux du Luxembourg, un sentiment de discrétion et de gratitude pour nos hôtes nous a empêchés de célébrer ces noces d'argent. Peut-être jugerez-vous opportun, non d'entendre une étude historique, mais simplement une évocation personnelle de quelques-uns de nos anciens présidents disparus. Chacun de nous suppléera par ses propres souvenirs aux imperfections de cette esquisse.

Je n'ai connu malheureusement aucun de nos trois premiers présidents : Ball à Rouen en 1890, Banchereau à Lyon en 1891, Th. Roussel à Blois en 1892. Je me souviens par contre de Christian, président à La Rochelle en 1893 — visage bienveillant et sérieux d'Alsacien discret et réfléchi.

J'ai beaucoup vécu dans l'intimité de Pierret, qui dirigea le Congrès de Clermont, en 1894. Voici bien longtemps que sa santé le tenait éloigné de nos réunions, et peut-être un certain nombre d'entre vous ont-ils perdu le souvenir de cette physionomie où, dans l'abondance des cheveux et de la barbe, perçaient des yeux pénétrants, fureteurs, malicieux, d'une expression un peu méfiante ou ombrageuse parfois. Ce fut un solitaire, du double fait de sa santé et des circonstances. Cet esprit philosophique et indépendant était mal fait pour s'entendre avec l'administration. Il n'avait pas de ménagements excessifs pour les erreurs des assemblées départementales et négligeait l'art de s'y faire des amis. Aussi ne fut-il ni aidé, ni estimé à sa valeur. Déraciné, désabusé, privé des moyens de travail qu'il avait escomptés à son départ de Paris, il lutta péniblement contre l'incompréhension humaine et les conditions ingrates de travail. Peu à peu, son activité extérieure se ralentit, mais son cerveau demeurait plein de pensées, qu'il enfermait jalousement, sous une forme parfaite, dans des publications de volume et de tirage restreints. Après avoir souffert cruellement de son impuissance administrative, il dut subir les épreuves d'une santé perpétuellemement chancelante. Une retraite prématurée commençait à ranimer ses forces, quand la mort d'un de ses fils, tué à l'ennemi, vint le briser pour toujours. Il fut un noble exemple de désintéressement, de loyauté et de probité scientifique et il laisse à ceux qui l'ont approché le souvenir d'une intelligence hors ligne, pleine de compréhension, et parfois d'extraordinaires intuitions.

L'année d'après, Joffroy lui succédait à Bordeaux. La nature se plaît aux contrastes. A la place du taciturne, le loquace, à la place du défiant, la bonté confiante, serviable, la gaîté, la sûreté des relations, l'absence de toute prétention, la simplification peut-être excessive des théories.

Je ne dirai rien du président de 1896 à Nancy. Notre cher et grand collègue Pitres est heureusement encore plein de santé. Mais en 1897 ce fut encore un homme de l'Est, un Alsacien qui fut appelé à l'honneur de vous présider, en la personne de l'excellent et modeste Ritti. Je n'apprendrai même pas à nos amis étrangers la place qu'il a tenue longtemps à notre Société médico-psychologique, à laquelle il fut fidèle jusque par delà le tombeau.

Le président du Congrès de 1898 à Angers fut un Angevin : Motet. Qui de nous ne se souvient de cette tête expressive et fine, de ces lèvres minces et malicieuses, de ce gourmet de l'esprit et des joies physiques, dont l'âme lettrée et galante semblait parfois pétiller comme la mousse du vin d'Anjou. Un de nos amis, qui l'a bien connu, l'a ainsi défini : « le physique d'un magistrat, l'âme d'un épicurien, les manières d'un ci-devant. »

Encore un contraste : en 1899, à Marseille, le Tourangeau Doutrebente succède à Motet. Lui aussi est un bon vivant, mais plus rabelaisien que raffiné. Haut en couleur, volontairement simple, et même fruste. Mais quel bon sens ! Quelle force dans son raisonnement en apparence terre à terre, quelle leçon pour les théoriciens et les dangereux pêcheurs de lune ! Il fut disciple de Morel et conserve pour lui un culte émouvant. Entre sa bonhomie robuste et le scepticisme aimable de Motet, ne pensez-vous pas qu'il y a autre chose qu'une antithèse, et que voilà simplement deux aspects du vieil esprit français ?

C'est encore l'esprit français qui triomphe en 1901 au Congrès de Limoges, avec Ballet. Quelle fête des yeux et du goût que ce Congrès ! Et quel président délicieux ! Quelle riche nature ! artiste, homme de science, psychologue, homme de bien et de devoir. Il aimait son métier, il croyait à son rôle. Il fut l'initiateur dans cette question des délirants aigus, dont vous allez vous entretenir tout à l'heure, et qui est une de celles par lesquelles peut se régénérer l'assistance aux aliénés. J'ai reçu l'une de ses dernières lettres : dans un suprême souci des idées qui lui étaient chères, il me demandait de ne jamais perdre de vue les liens entre la neurologie et la psychiatrie. Que cet appel à l'union ne sorte pas de notre mémoire !

En 1902, à Grenoble, ce fut Régis. Il était alors dans tout le feu de son activité ordonnée et régulière. Il avait déjà publié la partie la plus originale de son œuvre, mais l'heure de la gloire n'avait pas encore sonné pour lui. Je me rappelle tel congressiste qui louait plus sa cave — du reste excellente — que ses idées. Régis était de ces novateurs dont la valeur n'apparaît pas, au milieu de la foule de leur temps. Comme les grands arbres dans une forêt moyenne, il faut du recul pour que leur silhouette émerge de la masse indistincte et que justice leur soit rendue. Régis fut un grand travailleur, un grand consciencieux, et un grand cœur. La mort d'un fils vint briser son activité de guerre, qui avait déjà été féconde. Et quand elle eut été ralentie, il n'eut plus la force de vivre. Que le fils qu'il nous a laissé soit du moins le bienvenu parmi nous.

Après Francotte, à Bruxelles, en 1903, nous fûmes présidés par Brissaud à Pau en 1904. Encore un que le temps grandit, encore un deuil prématuré dont on ne se console pas. Un jour, il y a plus de vingt-cinq ans, j'ai été accueilli, au seuil d'une baraque de l'hôpital Saint-Antoine, par un homme au cou de taureau et pourtant d'allure fine, par la souplesse de ses mouvements. Une tête admirable, sous une forêt de cheveux, des sourcils en broussaille et des yeux qu'on n'oublie pas. Il portait en lui la vie comme une flamme, l'intelligence toujours en éveil et en mouvement, voyant tout, pensant à tout. Peu d'êtres donnent à un pareil degré l'impression de l'échange incessant de sensations, de pensées et d'actes entre eux-mêmes et le monde extérieur. Sa mémoire prodigieuse, meublée de souvenirs d'art aussi bien que d'anecdotes, mettait à sa disposition un merveilleux matériel de comparaison, de critique, qui venait illustrer de rares qualités de description et de création. Il fut un maître incomparable. Mais il fut mieux que cela. Certains le prenaient pour un dilettante, parce qu'il n'avait jamais pensé que la science dût être obscure ou ennuyeuse. Et c'était avant tout un homme de cœur et d'action. Chaque étape de sa carrière l'éloigne de la pathologie simplement descriptive. Plus il va, plus les questions de traitement, les problèmes sociaux, les difficultés de la médecine légale l'intéressent. Il était parti de l'anatomo-clinique, et sa conscience scrupuleuse fait de lui un biologiste, un légiste. Il pense, non par un souci de logique ou un besoin de système, mais avec sa sensibilité. Nul maître [illegible] plus étroitement autour de lui ses disciples par le [illegible] de son cœur. Et c'est pourquoi ceux qui ont été à un titre quelconque les familiers de sa pensée, dans son service, dans sa maison de Paris ou dans celle de Cazalot d'Orriule, ont entre eux un lien qui ne se rompra jamais.

Près de lui, voici la figure un peu effacée de l'honnête Giraud, président à Rennes en 1905. Ce grand consciencieux dont la légende dit qu'il se mettait lui-même à l'amende quand il ne se sentait pas satisfait de son service. L'année d'après, le Congrès se réunit à Lille, avec Grasset. Physionomie curieuse, les yeux d'une mobilité extrême derrière les lunettes, une incroyable activité de vie professionnelle, de publication, d'enseignement. Lui aussi avait la passion du bien public. Mais son tempérament d'apôtre était servi et tempéré par un libéralisme vrai et un grand équilibre de pensée. Il eut une conception humaine et biologique de la philosophie, rare chez un croyant. Il était une valeur et une force. Comme Pierret et comme Régis, la guerre l'a tué, en lui prenant un fils.

Depuis 1907, tous nos présidents sont encore parmi nous, à l'exception du bon Mabille, esprit juste et modeste, qui nous présida à Tunis en 1912, et de notre pauvre ami Dupré.

Quelle ironie cruelle que cette existence ! quels dons, quelle nature délicieuse, quels efforts et quelle course à l'abîme ! Il y a plus de vingt ans, en pleine maturité médicale, il s'oriente vers la psychologie morbide, il y apporte sa pénétration, sa subtilité, son ingéniosité. Sans rien perdre de son sens clinique et de sa formation scientifique, il s'attache à la description des constitutions du caractère. Dans une série de travaux qui ne sont, hélas, que les fondations de l'édifice qu'il projetait, il trouve moyen de faire œuvre originale, séduisante et utile. Au moment où l'instrument de travail qu'il a ambitionné lui est transmis, où son école, jusque là dispersée, va se réunir autour de sa chaire, la maladie l'arrête, et la plus dramatique, la plus imprévue, la plus cruelle. Et voici pis encore : le mal fait trève, sans pardonner, et dans l'ami resté charmant nous avons peine à retrouver les qualités primesautières du Dupré d'autrefois. Puis c'est la catastrophe, au lendemain du Congrès de Luxembourg.

Messieurs, vous comprenez qu'en cette terre de la piété et du souvenir, j'ai éprouvé le besoin d'abriter mon autorité éphémère derrière nos maîtres et nos grands aînés qui ne sont plus. Ceux que j'ai cités ne sont pas les seuls dont nous nous réclamions. Beaucoup de nos présidents vivent encore et il y a bien des neurologistes et psychiatres illustres qui n'ont pas été nos présidents. Déjà, les seuls souvenirs que j'ai évoqués témoignent que la neuropsychiatrie française peut être fière d'elle-même, et aussi qu'elle est une, malgré sa diversité d'origine.

Actuellement, nous sommes dans une période de resserrement des forces et de transformation. Peut-être pourrions nous en profiter pour rechercher une meilleure répartition de nos efforts, pour que l'action de nos groupements scientifiques se coordonne et se complète. L'exemple récent du centenaire de la thèse de Bayle a montré l'intérêt qu'il y a pour les neurologistes et aliénistes français à se réunir en certaines circonstances et à collaborer. Le temps n'est plus aux discussions d'école et aux excès de l'esprit de corps. Les hommes dont j'ai parlé sont frères aujourd'hui dans notre reconnaissance et dans notre respect. Qui se préoccuperait de savoir de quelle discipline d'école chacun d'eux se réclamait? Puisse notre recrutement être aussi libéralement assuré dans l'avenir! Puissions-nous accueillir les jeunes médecins qui viennent à nous sans leur imposer une spécialisation uniforme et hâtive. Puissent ceux qui règlent les destinées de la neuropsychiatrie française être, au même degré que leurs anciens, possédés du souci du bien public !

M. Rondel, inspecteur général des services administratifs, représentant du Ministre de l'Hygiène, de l'Assistance et de la Prévoyance sociales, se félicite d'avoir eu la bonne fortune d'être délégué à ce Congrès qui marquera une date particulière ; le moment est venu de modifier le régime des aliénés et la plus importante des modifications envisagées fait l'objet d'un rapport qui sera discuté dans quelques instants ; il pourra donc bénéficier de la discussion qui va s'ouvrir et soumettre les conclusions qui s'en dégageront au Ministre de l'Hygiène dont il apporte le salut.

M. le Médecin-Major de 1re classe Peyrot, professeur à l'école d'application du Service de Santé Colonial de Marseille, délégué de M. le Ministre de la Guerre, salue ses collègues au nom de celui-ci ; il apporte aussi le salut de l'armée coloniale qui, tout particulièrement, en raison de son recrutement spécial, profitera des enseignements qui se dégageront de ce Congrès.

M. LE MÉDECIN DE 1re CLASSE DE LA MARINE HESNARD, de l'Ecole principale du Service de Santé de la Marine de Bordeaux :

MONSIEUR LE PRÉFET, MONSEIGNEUR,
MONSIEUR LE PRÉSIDENT, MESSIEURS,

Délégué du département de la Marine au Congrès de Quimper, j'ai la flatteuse mission de vous exprimer ici tout l'intérêt que le Corps de santé, dont je suis le représentant, porte, depuis de longues années déjà, à vos travaux scientifiques annuels.

Le rôle que je remplis aujourd'hui m'est personnellement des plus plus agréables. Introduit parmi vous au Congrès du Puy, en 1913, par mon tant regretté maître, collaborateur et ami, le professeur Régis, qui fut, en même temps que l'animateur de nos réunions durant bien des années, l'instigateur et l'organisateur de l'assistance neuropsychiatrique navale, je n'ai jamais cessé, depuis, de me mêler, dans de multiples occasions, à des hommes dont j'admire le caractère et dont je partage, en même temps que la mentalité professionnelle, l'idéal scientifique.

Il m'est tout particulièrement précieux de participer à un Congrès de neurologie et de psychiatrie dans cette ville de Quimper, pleine de souvenirs singulièrement évocateurs pour tous ceux qui, comme moi, ont grandi au pays breton et respiré durant leur jeunesse cette atmosphère maritime qui diffuse de nos ports de guerre sur toute la Bretagne.

Car tout ici parle de la mer, de ses populations, de ses admirateurs : les bords de l'Odet, dans leur puérile sérénité, mènent jusqu'aux plages claires et bruissantes de Beg-Meil. L'âpre brise salée de Penmarch se devine tout près d'ici. Et les horizons intimement mélancoliques du Finistère s'ouvriront, jeudi, devant vous entre Huelgoat et le Ménez-Hom jusque vers le grand Océan.

Je ne doute pas que vous soyez vous-mêmes sensibles à cette nature discrètement prenante. Car le neuropsychiatre est toujours doublé d'un artiste. Entraîné par son art quotidien à pénétrer intuitivement l'âme affective, avant de mesurer, à l'aide de sa froide critique, l'étendue des désordres intellectuels, il possède ce don magnifique de s'intéresser à la vie et de la mieux saisir que les autres. Par là même, il sait s'imprégner profondément de la nature — rochers, lames ou lumières — lorsque celle-ci s'anime devant lui, en invitant ou en sollicitant le mouvement de la vie. C'est ce qui justifie, dans un Congrès comme celui-ci, cette rencontre — dont le sens ne pourrait échapper au vulgaire — de l'émotion touristique et de la controverse scientifique.

C'est ce qui explique aussi mon émotion de retrouver, dans un milieu qui m'est cher et où tant de parents, d'amis, de collègues ont passé ou vécu, l'occasion de prendre part à ce délicat plaisir de l'esprit qu'est la confrontation de ses propres idées avec celles des autres.

Et ainsi, je souhaite, au nom de la Marine comme à mon nom propre, au 26e congrès des aliénistes et neurologistes de France et des pays de langue française, la pleine réussite de ses multiples et féconds travaux !

M. LE Dr GLORIEUX, délégué du Gouvernement Belge, en apportant le salut de son gouvernement, marque que l'union de la Belgique et de la France n'existe pas seulement sur le terrain politique et économique, mais encore sur le terrain où se livre la bataille scentifique.

M. LE Dr WELTER, délégué du Grand-Duché de Luxembourg :

Il est particulièrement agréable au représentant du Grand-Duché de Luxembourg d'apporter le salut de son gouvernement au congrès qui vient de s'ouvrir,

Lorsqu'il y a un an, vous nous avez fait l'honneur de venir siéger dans notre petit pays, vous avez dû remarquer que ce n'était pas seulement le gouvernement et une élite intellectuelle et médicale qui venaient à votre rencontre pour vous souhaiter la bienvenue, mais la population tout entière : citadins et paysans, femmes et enfants se précipitaient vers vous dans un même mouvement d'enthousiasme spontané et naturel. Et en cela notre population ne faisait qu'obéir à la voix qui partait du fond de sa race. Vous, Français et Belges, vous étiez pour nous de grands frères aînés desquels nous sommes fiers et auxquels nous ouvrons toutes grandes nos maisons et nos cœurs.

Mais, il n'y a pas que cela ! Vous étiez les messagers lumineux de la culture et de la science latines. C'est vers elle que vont nos aspirations les plus fortes. Une intuition vive agit en nous depuis des siècles, et, dans les moments critiques de notre histoire, elle n'a jamais manqué de s'exprimer tout haut en termes concis. Ce n'est que dans la chaleur du soleil latin que nous pouvons nous épanouir complètement, ce n'est que dans le Concert des peuples latins que nous pouvons réaliser complètement notre individualité nationale.

Voilà pour nous la grande satisfaction du traité économique belgo-luxembourgeois qui vient d'être conclu il y a quelques mois : comme il entraînera fatalement le rattachement intellectuel des deux pays amis, il ouvrira toute grande la fenêtre qui nous donnera accès aux merveilles du génie latin. Il est un premier pas vers cette union idéale qui nous tient tous au cœur et dont nous nous obstinons à espérer la réalisation prochaine : je veux dire l'union à trois, de la France, de la Belgique et de Luxembourg.

Voilà un espoir qu'il est doux pour nous de conserver au fond de nos cœurs et que je n'ai pas pu m'empêcher d'exprimer ici.

M. LE Pr VOGT, de l'Université de Christiania, délégué du Gouvernement Norvégien, salue les Congressistes au nom de la Norvège ; il rend hommage, en général, à la science latine, en particulier, à la science française.

M. LE Pr MATIEGKA, doyen de la Faculté des sciences de Prague, apporte au Congrès l'hommage des médecins de la Tchéco-Slovaquie et le salut cordial de sa nation ; il marque que pour celle-ci, grâce à la France, s'est, enfin, ouverte l'ère de la liberté.

M. LE Pr SCHNYDER, de Berne, salue les congressistes au nom de la Société Suisse de Neurologie.

M. le Professeur Lépine déclare le Congrès ouvert et l'invite, avant de commencer ses travaux, à constituer un bureau d'honneur.

Sont nommés présidents d'honneur : M. le Préfet du Finistère, M. le Sénateur, Maire de Quimper, Mgr l'Evêque de Quimper et de Léon, M. le Médecin-Inspecteur Fournial, Directeur du Service de Santé du 11e Corps d'Armée, M. le Médecin-Général Damany, Directeur du Service de Santé de la Marine, à Brest, M. le Dr Follet, Directeur de l'Ecole de Médecine de Rennes, M. le D[r]

Mirallié, Directeur de l'Ecole de Médecine de Nantes, M. le Dr Colin, Président de l'Association des Médecins du Sud-Finistère, M. le Dr Chauvel, Président du Syndicat Médical de Quimper, MM. les Drs Arnaud, Briand, Buffet, Crocq, Cullerre, Deny, Klippel, Meige, Vallon, anciens Présidents du Congrès.

Sont élus secrétaires des séances : MM. les Drs Adam, Regis et Santenoise.

Le Congrès entre en séance.

DISCUSSION DES RAPPORTS

PREMIER RAPPORT

PSYCHIATRIE

Les Troubles Mentaux dans l'Encéphalite Epidémique

MM. V. TRUELLE (de Paris) et G. PETIT (de Bourges)
RAPPORTEURS

M. le Dr PETIT. — Résumé du rapport.

Les troubles mentaux dans l'E. E. sont considérés comme constants, ou tout au moins comme extrêmement fréquents par la majorité des auteurs français et étrangers. Leur prédominance ou leur contingence semblent déterminées autant par la prédisposition individuelle (héréditaire ou acquise) que par le génie épidémique, essentiellement variable lui-même selon les régions, les périodes et les formes de la maladie, les phases de l'épidémie, les influences saisonnières.

Les symptômes psychiques les plus variés, les plus communs comme les plus rares, peuvent être observés dans l'E. E., soit isolément, soit plus souvent intriqués ou combinés, avec des alternances et des oscillations parfois si fréquentes et si rapides que, dans nombre de cas, la variabilité du régime mental (avec des éclaircies subites de la lucidité et de la conscience) apparait comme caractéristique des syndromes mentaux encéphalitiques. Les auteurs ont insisté plus particulièrement sur les perturbations des fonctions psycho-motrices (expression mimique, langage parlé et écrit, etc.) et des fonctions psycho-organiques (asthénie, troubles hystériformes, etc.) qui donnent si fréquemment à certaines formes d'E. E. un cachet si original.

Malgré leur polymorphisme et leur variabilité, ces symptômes psychiques se groupent parfois en *syndromes psychopathiques* ayant une tonalité et une couleur caractéristiques. Les auteurs passent successivement en revue : le syndrome léthargique ou pseudo-léthargique (constitué à la fois par des perturbations du sommeil normal et pathologique, des troubles du tonus-psychomoteur et des désordres psychiques plus ou moins variés), les syndromes confusionels, les états de stupeur lucide, les syndromes dépressifs, les syndromes maniaques, les syndromes délirants ; tous ces syndromes peuvent se succéder et même se combiner de façon variable chez un même malade. Ils insistent sur l'importance des troubles moteurs associés aux troubles psychiques qui donnent une physionomie tout à fait particulière aux syndromes catatoniques, hébéphréniques, pseudo-parkinsoniens, pseudo-paralytiques, pseudo-korsakoviens, pseudo-épileptiques.

Essentiellement protéiforme par sa symptomatologie et acyclique par son évolution, l'E. E. se prête malaisément à la description schématique de *formes* et de *types cliniques psychiques ou psycho-organiques* nettement différenciés. Les formes psychiques pures paraissent rares. Beaucoup plus fréquentes sont les formes psycho-organiques, caractérisées par l'association, la combinaison ou l'alternance des syndromes mentaux et des syndromes somatiques les plus disparates ; ces formes évoluent souvent avec des rémissions, des intermittences, des oscillations et éclipses qui leur donnent même parfois une allure périodique. Les formes dites frustes, monosymptomatiques, ambulatoires, larvées peuvent persister ou se reproduire pendant des années. Il existe des formes psycho-organiques aiguës (type délire aigu) qui paraissent liées à une hypertonicité du processus virulent de l'E.E. Certaines formes psycho-organiques subaiguës ou chroniques présentent une période initiale souvent fort longue marquée exclusivement par des troubles psychopathiques. Les formes psycho-organiques prolongées ou chroniques peuvent se manifester par des syndromes très variables évoluant, de façon continue ou intermittente, pendant des années ; il semble, dans ce cas, qu'il s'agit le plus souvent de formes torpides, à réactivation toujours possible, plutôt que de séquelles résiduelles. La question des psychoses banales, créées, révélées ou déclanchées par l'évolution de l'E. E. reste encore à l'étude.

Les auteurs terminent cette revue clinique en signalant la fréquence, chez les enfants atteints d'E. E., d'un syndrome psychopathique constitué par de l'excitation hypomaniaque taquine, de l'instabilité avec impulsions à des actes pervers, des troubles du sommeil, etc.

Le *diagnostic* des états psychopathiques relevant de l'E. E., facile lorsque les signes organiques de la maladie accompagnent le syndrome mental, est malaisé lorsque celui-ci existe seul. D'où l'intérêt d'un *psycho-diagnostic* de l'E. E., dont les éléments ont paru, dans nombre de cas, constitués de la façon suivante : polymorphisme et variabilité qualitative et quantitative des symptômes et des syndromes psychopathiques, discordance et dissociation des tableaux cliniques, oscillations d'un régime mental sans cesse en état de transformation, éclipses et résurrections subites de la lucidité et de la conscience, conservation de l'affectivité, etc. La constatation de ces symptômes doit être étayée par des examens somatiques fréquents et minutieux qui permettront de mettre en évidence les signes de la série organique, souvent fugaces, éclipsés ou tardifs. Mais on n'oubliera pas que nombre de syndromes psychopathiques accompagnés de somnolence, de narcolepsie, de troubles du tonus, de myoclonies, etc., peuvent relever d'autres toxi-infections.

Maladie "à reprises et à surprises", l'E. E. peut évoluer de manière continue ou intermittente pendant des années ; le *pronostic* des syndromes mentaux de l'E. E. doit donc être particulièrement réservé.

Outre les *lésions anatomiques* inflammatoires, localisées et diffuses, propres à la maladie, on a constaté, dans les formes mentales ou psycho-organiques de l'E. E., des lésions fréquentes de méningo-encéphalite diffuse, avec participation de la névroglie, des lésions dégénératives des cellules nerveuses et des glandes périphériques (foie, reins, etc.), en particulier dans les formes hypertoxiques.

Au point de vue *physio-pathologique*, on note dans les formes mentales de l'E. E. le caractère, fréquemment superficiel et fugace, des troubles psychopathiques qui peuvent disparaître subitement sous l'influence d'un effort volitionnel : sorte de *dynamisme idéatif* brusque analogue, dans le domaine psychique, à la kinésie paradoxale observée dans le domaine de la motricité. L'association et l'intrication si fréquentes des troubles du tonus psychique et des perturbations du tonus-moteur dans l'E. E. permettrait ainsi de la définir : *une maladie du tonus psycho-moteur*.

La contagion des formes mentales de l'E. E. a pu être observée en particulier dans les asiles d'aliénés : d'où la nécessité de mesures d'isolement et de prophylaxie, en attendant une thérapeutique efficace.

Au point de vue *médico-légal*, enfin, on doit noter dans l'E. E. la fréquence des réactions antisociales dont le caractère pathologique est parfois méconnu, ou dont l'apparence discordante et variable peut faire soupçonner à tort le pithiatisme ou la simulation.

M. le Dr TRUELLE.

Je ne veux pas vous infliger une seconde édition du résumé de notre rapport, mais il est deux choses que je voudrais ajouter à ce que vous venez d'entendre.

En premier lieu je tiens à déclarer que tout le mérite que vous pourrez accorder à ce rapport doit revenir à M. le Dr Petit, qui, quoi qu'il puisse apparaître au mince volume de ce fascicule, a, pour l'établir, fourni une très grosse somme d'un travail souvent ingrat. Je ne saurais donc en ce qui me concerne trop le remercier de son labeur plein d'abnégation.

Le second point sur lequel je voudrais insister, c'est que, comme vous l'a dit M. le Dr Petit, nous avons pensé qu'en la matière qui nous était soumise il fallait être encore très prudent et très réservé. Il est un fait certain, c'est que, plus et mieux est connue l'encéphalite léthargique, plus apparaissent fréquentes les perturbations psychiques de tous ordres au cours de cette maladie. De ces perturbations nous n'avons guère fait qu'une étude analytique, si vous préférez, une énumération descriptive, la synthèse finale, la conclusion dernière, nous avons pensé que c'était à l'avenir de l'établir, facilitée qu'elle sera, nous n'en doutons pas, par la discussion et la critique qui va suivre.

Nous avons en effet traité, conformément au texte de la question posée, « les troubles mentaux *dans* l'encéphalite léthargique ». Un jour viendra peut-être où comme pour d'autres affections du système nerveux central n'intéressant la corticalité que secondairement et accessoirement — ce qui ne veux pas dire exceptionnellement — un jour viendra peut-être ou l'on pourra parler des troubles mentaux *de* l'encéphalite léthargique ; ce jour, à tort ou à raison, ne nous a pas semblé être encore levé.

Cependant il semble bien que, dès maintenant, trois catégories de faits puissent être envisagés. On peut observer dans l'encéphalite épidémique :

1° Des troubles mentaux de l'ordre confusionnel d'intensité et de gravité variables avec ou sans excitation, dépression, phénomènes hallucinatoires, analogues, dans leurs manifestations intrinsèques et leur pathogénie, à ceux observés dans toutes les toxi-infections à retentissement ou à propagation cérébrale. S'ils révèlent parfois des particularités propres c'est surtout à leur marche oscillante et à leur évolution qu'ils le doivent.

2° Des manifestations psychopathiques de tous ordres et de toutes catégories, banales, fonctions de la prédisposition, et que la maladie encéphalitique ne fait qu'occasionnellement susciter ou réveiller. Ici encore un caractère spécial extrinsèque peut apparaître : c'est la mobilité, la variabilité, la fréquence des rechûtes, sous la même forme ou sous une forme différente, ou peut-être, vraisemblablement des états démentiels, ou plus exactement des états pseudo-démentiels à forme d'arrêt, d'inhibition, d'engourdissement, de torpeur psychique, de défaut de « liquidité » (au sens ou l'on a employé ce mot dans certaines démences organiques) et qui, sans être propres à l'encéphalite léthargique, y sont cependant extrêmement fréquents, joints presque toujours à des anomalies motrices qu'à mon avis ils commandent souvent ; ce sont eux peut-être qui pourraient constituer ces troubles mentaux *de* l'encéphalite léthargique auxquels je faisais tout à l'heure allusion. Quoi qu'il en soit leur étude clinique et leur analyse psychologique sont extrêmement intéressantes et pleines d'aperçus que l'avenir, j'en suis convaincu, démontrera fructueux.

Pour terminer, je voudrais insister, bien que M. Petit l'ait fait déjà, sur un caractère extrinsèque commun aux manifestations psychopathiques de tous ordres rencontrées au cours de l'encéphalite épidémique : c'est la mobilité et la variabilité parfois déconcertantes de ces manifestations. On retrouve donc dans l'ordre psychique ce que l'on observe dans l'ordre moteur ; et cela n'est pas pour surprendre étant donné ce que l'on commence à entrevoir de la marche de ce processus morbide.

DISCUSSION

M. Cruchet (Bordeaux).

Dans le polymorphisme des réactions mentales que nous avons signalées dès 1917 avec Moutier et Calmettes, il y a lieu de faire une place à part au syndrome pseudo-parkinsonien ou bradykinétique, selon un terme de plus en plus utilisé que nous avons proposé en 1906.

A Bordeaux, on peut compter plus de deux cents observations, dont quarante personnelles. A Lyon, Bériel parle de cent cinquante cas ; il en est de même partout. Ces malades sont des apathiques, des mornes, des indifférents à l'effort ; leur faciès figé, plus hébété et relâché que réellement contracté, leur donne vraiment un aspect tout à fait à part, qui tient plus du myopathique que du parkinsonien vrai. Tous les actes volontaires sont gênés, ralentis, et d'autant plus qu'ils sont plus délicats (coudre, s'habiller, etc...).

Il s'agit d'un trouble volontaire dont l'origine ne provient pas de la raideur musculaire : les actes à certain moment peuvent s'accomplir presque normalement. Même certains actes de grande amplitude, une fois déclanchés (marche, course, mouvements de gymnastique, gestes professionnels, danse, etc...), se continuent assez aisément de façon automatique.

Le trouble volontaire paraît dû à une perturbation dans la transmission de l'ordre intérieur, qui est nettement conservé. Le malade veut, mais l'ordre qu'il donne est exécuté avec retard, lentement et avec des à-coups, comme s'il y avait des pannes dans la transmission.

M. Courbon (de Stephansfeld).

S'il est vrai, d'une part, que l'activité motrice pénètre la psychologie toute entière, comme l'enseignait Ribot, que les mouvements sont le tissu de soutien de la vie psychique tout entière, l'analogue du tissu conjonctif dans la constitution des organes, et si, d'autre part, il est également vrai que le mésocéphale et le corps strié sont les organes de régulation de la motricité involontaire, toute lésion de ces organes doit par elle seule avoir son retentissement sur le psychisme.

Théoriquement, la contribution de la motricité dans les perceptions est facilement démontrable par l'entrée en jeu des appareils moteurs annexés aux sens et synergiques de l'activité sensorielle: muscles directeurs du regard et de l'accommodation, mouvements des organes auriculaires sous l'impression sonore, etc. — La contribution de la motricité dans la formation des concepts est moins évidente ; en réalité, l'élément moteur y est représenté à la fois par la motricité du mot et par la motricité en rapport avec les expériences que le mot désigne.

Il est bien certain que chez les parkinsoniens, vrais ou faux, dont l'organe régulateur de la motricité est atteint, il y a gêne de la conception chaque fois que celle-ci se fait sur des perceptions à cause de la difficulté ci-dessus exposée de leurs perceptions. Mais quand ces malades pensent mentalement, c'est-à-dire quand leurs concepts se forment à l'aide de souvenirs, de représentations mentales, la difficulté pour élaborer leur pensée est beaucoup moins grande, puisque ce sont des images motrices et non des mouvements actuels qui interviennent. Et la mise en jeu de l'organe régulateur des mouvements n'est pas nécessaire pour qu'il y ait évocation de mouvements passés. Cependant il est des individus chez lesquels cette évocation des images motrices ne se fait aisément qu'à la condition que des mouvements actuels se produisent en même temps. Ce sont les individus du type psychologique dit moteur. Ce sont ces gens qui ne peuvent penser sans qu'un frémissement plus ou moins accusé de toute la mimique ne vienne rendre visible pour autrui la marche de leur pensée.

On en arrive donc à cette classification des troubles mentaux dans les syndromes de Parkinson vrais ou faux et de nature quelconque :

A. — Troubles mentaux psychosiques en rapport avec l'action de la cause morbide sur les neurones psychiques. Ces troubles revêtent les multiples formes étudiées par les rapporteurs, les malades sont à traiter dans des services de psychiatrie.

B. — Trouble mental en rapport avec l'entrave apportée à la fonction motrice par la lésion de l'organe régulateur des mouvements involontaires. Il consiste en une bradypsychie ou viscosité mentale. Ces malades sont à hospitaliser dans des services de neurologie. Et ils se présentent sous quatre variétés : *a*) bradypsychiques d'expression par lenteur de leur débit verbal, elle-même simple élément de la lenteur de toute leur motricité. Ce sont les malades qui constitutionnellement n'appartiennent pas au type psychologique moteur. — *b*) bradypsychiques de conception, par lenteur de la formation de leurs concepts, lenteur surajoutée à la lenteur d'expression. Ce sont des psychologiques moteurs. Chez eux la pensée s'accompagnait de l'irradiation périphérique d'impulsions mimiques. La maladie de l'organe régulateur des mouvements, en empêchant cette irradiation, crée des remous psychiques qui ralentissent la marche de la pensée.

M. Paul Voivenel (de Toulouse).

Les aspects psychiques des encéphalités.— *L'encéphalite épidémique*, malgré son polymorphisme clinique a introduit dans le cabinet du médecin spécialiste des grandes villes une catégorie de malades, si reconnaissables quand on les a déjà vus, que le domestique chargé de les introduire les reconnaît d'un coup d'œil, à l'expression du visage ou aux gestes, même dans les cas relativement frustes, alors que le médecin traitant, peu entraîné, les a souvent étiquetés de diagnostics inexacts.

Les malades que j'ai vus, peuvent, au point de vue psychique, être ainsi classés :

a) les ralentis, *b)* les indifférents, *c)* les agités.

A. — *Les ralentis* conservent leurs relations normales des facultés intellectuelles, affectives et volontaires. Tout est, en bloc, ralenti. Ce sont des " bradyphréniques " pour employer l'expression de Naville. Ils superposent à ce que Verger et Hesnard ont joliment appelé leur " viscosité musculaire " une véritable " viscosité mentale ".

B. — *Les indifférents* sont caractérisés par une curieuse altération prédominante de leur affectivité qui les conduit souvent — mais alors il y a aussi diminution intellectuelle — à une sorte " d'illusionisme puéril ". Non seulement, alors, ils ne s'inquiètent pas de leur état, mais, aux questions, ils répondent toujours qu'ils vont mieux.

C. — *Les agités*, enfin, se rapprochent assez de l'état mental du parkinsonien classique ; il y a *les pleurards, les tyranniques, les anxieux*.

J'ai noté, d'autre part :

1°) l'influence du fonds mental, les cérébraux m'ayant paru verser surtout dans l'agitation ;

2°) l'influence de l'altération du trophisme organique sur la coloration mentale. Plusieurs de mes malades avaient engraissé exagérément. Ils appartenaient aux ralentis ou aux indifférents. Les maigres et les myocloniques semblent appartenir de préférence au type des agités.

M. le Docteur HESNARD (de Bordeaux) regrette que les rapporteurs n'aient pu développer davantage la question de l'évolution des psychoses de longue durée : syndromes métainfectieux résiduels, à balancement ou à reprises, chroniques d'emblée, etc. Cette évolution offre des exemples tout à fait originaux, fort instructifs pour la clinique psychiatrique.

En ce qui concerne *les cas aigüs*, transitoires, mieux observés par les psychiatres d'hôpital, les formes hallucinatoires ne sont pas, à son avis, les plus fréquentes ; il y a, en particulier, des formes d'agitation psychomotrice sans aucun élément sensoriel.

Il signale l'intérêt particulier des formes de *stupeur lucide* qu'il a décrites avec Verger : états figés aigüs, dans lesquels le trouble moteur, massif, inhibe les malades sans leur retirer conscience, ni lucidité, et cela en leur donnant des symptômes sensiblement différents de la maladie de Parkinson, à laquelle on a trop souvent comparé cette affection. M. HESNARD appelle d'ailleurs *Psycho-encéphalites* non " des encéphalites manifestées exclusivement par des troubles psychiques " — aucune encéphalite ne serait, en ce sens, psychique pure — mais des encéphalites dont le tableau clinique revêt un aspect original du fait des troubles mentaux.

En ce qui concerne *les cas prolongés*, il regrette que les rapporteurs n'aient pas analysé ce qu'il considère comme l'agent essentiel de l'affection, à savoir *l'état mental* habituel des bradykinétiques. Ces malades offrent un trouble tout à fait particulier du courant de la pensée qui va depuis la simple " viscosité psychique " jusqu'à la stupeur lucide, ce qui peut aboutir avec le temps à une véritable démence, sorte de " *démence figée* ". Celle-ci laisse, bien entendu, intacts certains éléments du psychisme —

les malades restant très longtemps orientés et capables d'accomplir certaines opérations mentales, à force d'effort volontaire sous l'influence de la stimulation — mais détermine cependant une vraie déchéance mentale par impuissance psychique et indifférence affective consécutive.

Il y a, d'ailleurs, d'autres formes de démence postencéphalitique, en particulier, certaines arriérations mentales acquises de l'enfance et certains états korsakoviens résiduels dont il a publié un cas avec Verger.

En ce qui concerne le *diagnostic différentiel*, celui-ci, était, à son avis, surtout à faire avec la psychose infectieuse banale. Bien avant l'apparition de l'encéphalite épidémique, on assistait dans les services d'hôpital à l'éclosion de certaines psychoses infectieuses accompagnées de somnolence ou de troubles oculaires : en l'absence de tout *critère* fourni par le laboratoire, comment caractériser la nature épidémique d'un tel syndrome ?

En ce qui concerne la *physiologie pathologique*, il croit, en effet, qu'un des éléments essentiels de cette affection est l'action souvent efficace de la volonté du sujet, conscient de son trouble, sur l'obstacle (idéatif ou musculaire) apporté par la déficience ou le dérèglement de l'automatisme. Mais pourquoi parler de trouble du tonus ? Rien ne prouve qu'il existe, dans les cas purs, chez les gens figés, d'exagération du tonus. Il s'agit simplement d'un *déficit* de l'automatisme mental supérieur, (lequel se traduit par l'immobilité, la lenteur, la répugnance à l'action), avec vicariance plus ou moins utile de l'activité volontaire.

En terminant, il félicite les rapporteurs de leur remarquable mise au point d'une question tellement importante, qu'elle ouvre, en psychiatrie comme en neurologie, une ère nouvelle.

M. Vinchon (Paris).

Je m'associe aux réserves de MM. Truelle et Petit au sujet du diagnostic des formes psychiques pures de l'encéphalite épidémique.

En effet, pendant 3 ans, j'ai pu observer des complications mentales du paludisme, dont l'évolution par accès est souvent assez semblable à celle de l'encéphalite épidémique : les conditions où nous nous trouvions favorisaient particulièrement l'éclosion de ces psychoses, elles se résumaient en deux mots : la guerre et l'exil. En lisant le rapport de MM. Truelle et Petit, j'ai été frappé de retrouver la description de nombreux types cloniques analogues à ceux de cette époque, sans, bien entendu, la couleur guerrière.

Parmi les symptômes, j'avais noté dans les délires palustres : l'accentuation de l'excitation nocturne, l'instabilité de la croyance au délire, qui, entre les éclipses, reproduisait toujours le même tableau ; les variations de l'humeur, la persistance fréquente de la mémoire de la période délirante, la réapparition de l'anxiété qui faisait prévoir le retour des accès, la fréquence des troubles hystériformes, que les vieux auteurs signalent si souvent comme une complication des infections, enfin, la persévération de certaines idées fixes, qui réapparaissent à chaque rechûte et conditionnent les modes de réactions, fugue, suicide, propres à chaque individu.

C'étaient aussi des groupements symptômatiques confusionnels, dépressifs, surtout anxieux, délires plus ou moins systématisés à éclipse évoluant sur un fond d'asthénie et d'anémie. Les formes maniaques, léthargiques, à ralentissement psychique seraient par contre plus particulières à l'encéphalite.

Le diagnostic des formes mentales de l'E. E. n'est donc possible que par la constatation des troubles organiques.

De même que pour les paludéens, il n'était possible que par les examens physique et de laboratoire.

Une certaine ressemblance de l'évolution des deux affections peut réaliser les mêmes aspects psychiatriques, mais la notion de terrain est toujours prédominante ; la constitution héréditaire ou acquise, donne le contenu du délire et est le principal facteur de sa durée et de ses conséquences.

MM. Truelle et Petit nous ont donné non seulement une description des troubles psycho-organiques propres à cette affection, mais encore un nouvel essai d'ensemble de la psychiatrie des toxi-infections qui peut servir de guide pour des études ultérieures.

M. Molin de Teyssieu (de Bordeaux).

Il est une particularité de l'état mental des parkinsoniens post-encéphalitiques que je me permets de souligner. C'est l'inquiétude hypocondriaque et l'extrême préoccupation dont font montre ces malades vis-à-vis de l'avenir de leur maladie. Ce trait m'a semblé commun aux divers types auxquels faisait allusion M. Voivenel ; il frappe par sa discordance avec l'inertie mimique complète, il contraste aussi avec l'euphorie ou l'indifférence souvent notées dans tant d'autres maladies organiques du système nerveux central.

*
**

MM. Truelle et Petit adressent tout d'abord des remerciements pour les éloges qu'on a bien voulu décerner à leur rapport ; mais ils ont trop conscience de ses imperfections pour ne pas les attribuer surtout à la courtoise et indulgente bienveillance de leurs distingués argumentateurs.

Ils sont heureux d'avoir vu développer dans les communications de M. Cruchet et de M. Courbon des remarques, qu'ils avaient indiquées mais n'avaient pu qu'ébaucher, sur l'importance des troubles moteurs dans l'E. E. et leur retentissement sur l'activité psychique toute entière.

Ils pensent que si M. Voivenel a bien observé, et pittoresquement décrit, l'aspect de certaines catégories de ces malades, ces derniers peuvent être cependant à la fois des indifférents et des ralentis, ou, tour à tour, des indifférents et des agités. Ils ont d'ailleurs remarqué et signalé, comme vient de le faire M. de Teyssieu, la fréquence, chez nombre de ces malades, des préoccupations hypochondriaques qui, parfois, au début de leur affectation, peut les faire prendre pour des cénestopathes.

Si les auteurs n'ont pas cru pouvoir différencier plus rigoureusement, comme le leur demande M. Hesnard, les diverses modalités cliniques des syndromes mentaux observés dans les formes chroniques ou résiduelles de l'E. E., c'est qu'ils estiment que l'évolution complète de ces syndromes, si divers et si variables, est encore trop insuffisamment connue, malgré les nombreux essais de systématisation psycho-clinique dont ils ne méconnaissent pas l'intérêt.

Ils pensent, en particulier, que les syndromes mentaux encéphalitiques résiduels ou de longue durée ne rentrent pas tous, nécessairement, dans les cadres de la bradykinésie, de la bradyphrénie, ou de la démence post-encéphalitique. La question d'une démence véritable, analogue ou non à la démence précoce, leur paraît encore insuffisamment jugée. D'une facon générale, d'ailleurs, les auteurs se sont efforcés d'exposer les données principales de problèmes encore bien neufs et toujours à l'étude, plutôt que d'en apporter des solutions hâtives, que demain, peut-être, viendrait trop rapidement infirmer. S'ils ont employé le terme, certes critiquable, de troubles du tonus psycho-moteur, c'est pour exprimer simplement, et d'une façon générale, que chez ces malades, l'automatisme psycho-moteur et l'activité volontaire leur apparaissent très souvent quantitativement, qualitativement ou conjointement perturbés.

Enfin, ils sont d'accord avec M. Hesnard pour remarquer, comme ils l'ont déjà indiqué au cours de leur exposé, que les syndromes psychopathiques (et même certains symptômes somatiques) observés au cours de l'E. E., ne sont pas absolument pathognomoniques de cette affectation, mais peuvent se rencontrer dans d'autres psychoses d'origine toxi-infectieuse, en particulier dans le paludisme; M. Vinchon vient d'en faire brillamment la démonstration.

SECOND RAPPORT

NEUROLOGIE

Sur les Lésions du Système nerveux central dans l'Agitation motrice et la Rigidité musculaire

M. le Docteur ANGLADE (de Bordeaux)
RAPPORTEUR

M. le Dr Anglade. — Résumé du rapport.

Il s'agit en somme de marquer une étape dans l'histoire anatomo-pathologique des noyaux gris centraux du cerveau. Nos congrès ne pouvant vraiment se désintéresser de cette question après l'avoir soulevée. Car ils revendiquent la priorité de l'orientation actuelle des recherches anatomo-cliniques vers les masses grises centrales si longtemps délaissées.

Au Congrès de Nantes en 1909 nous avons formellement imputé à des lésions du corps strié l'agitation motrice, la " folie musculaire " de la Chorée de Huntington. Il est permis de regretter que des publications, même françaises, méconnaissant notre initiative, l'aient attribuée à des neurologistes allemands. Cuique suum !

Il nous plaît de constater que la localisation des mouvements choréiques dans le corps strié n'a soulevée aucune objection. Reconnue par tous ceux qui l'ont vérifiée, elle n'est plus discutée qu'au point de vue de son examen, de sa topographie au sein même du corps strié.

Nous en sommes à considérer généralement que les lésions responsables des chorées se cantonnent dans le néo-striatum (putamen et noyau caudé) tandis que la rigidité musculaire serait occasionnée par des altérations du paléo-striatum (globus pallidus).

La neurologie est très fortement engagée dans cette voie. Fait-elle ou non fausse route ? Voilà bien ce que le Congrès se demande, ce à quoi il serait très utile de pouvoir donner une réponse.

Voyons les faits :

L'affirmation que le néo-striatum (putamen et noyau caudé) est seul atteint dans la chorée chronique s'appuie sur deux cas observés cliniquement par C. et O. Vogt, histo-pathologiquement par Bielschowski. Il s'agissait de chorée bilatérale lentement progressive sans démence, qualifiée pourtant d'héréditaire et progressive de l'adulte. Les cellules du type II de Golgi étaient seules dégénérées, la névroglie n'avait pas proliféré sensiblement. Ces cas sont cliniquement très particuliers et l'examen histologique me paraît incomplet. Ils ne sauraient justifier des conclusions définitives. Remarquons d'ailleurs que Vogt et Oppenheim placent aussi dans le putamen les lésions génératrices de l'athéotose double et du syndrome complexe qui porte leurs noms.

Pierre Marie et Lhermitte sont beaucoup moins affirmatifs et notent seulement une prédominance des lésions dans le néo-striatum, le paléo-striatum n'étant jamais indemne.

Le Congrès peut contrôler sur mes préparations la coexistence des lésions du néo et du paléo-striatum, celles-ci étant d'un aspect quelque peu différent, mais d'intensité à peine moindre. Il peut vérifier aussi l'atteinte du noyau amygdalien que j'ai signalée au Congrès de Luxembourg.

J'insiste sur ce fait que la présence de plaques névrogliques et fibro-myéliniques donne aux lésions chroniques du corps strié une physionomie que je considère jusqu'à présent comme tout à fait caractéristique, ne l'ayant jamais rencontrée ailleurs.

J'arrive au globus pallidus. Ses lésions seraient la cause de l'hypertonie musculaire de la maladie de Parkinson et des rigidités parkinsoniennes. A côté du syndrome néo-strié, il y aurait le syndrome paléo-strié ou pallidal. Sur quoi repose cette dernière conception ? A vrai dire sur un cas de paralysie agitante juvénile étudié histo-pathologiquement par R. Hunt. Or, au point de vue clinique, ce cas rentre dans la maladie de Wilson où prédomine la lésion du putamen. Il est à remarquer que, dans deux cas de paralysie agitante présénile, Hunt n'a pas trouvé l'atrophie des cellules ganglionnaires du pallidus, seule lésion retenue par lui pour expliquer la paralysie agitante juvénile.

Cette base de la doctrine pallidale est donc très fragile. Les faits qui paraissent, au premier abord, l'avoir consolidée, ne résistent pas à une revision et à la discussion. Certes, dans les maladies à rigidité musculaire le globus pallidus n'est pas indemne, mais il semble frappé au même titre que bien d'autres territoires cérébraux ou extra-cérébraux.

Il n'y a qu'une lésion qui paraisse nettement prédominante dans l'hypertonie musculaire. C'est celle qui a été devinée par Brissaud, reconnue par Tretiakoff et fort bien décrite par C. Foix dans le locus niger. Chez les parkinsoniens post-encéphalitiques cette lésion offre une topographie insulaire très remarquable qui se retrouve, avec plus de diffusion, dans la maladie de Parkinson.

Est-ce à dire que la destruction du locus niger suffise à expliquer la rigidité musculaire ? Je ne le pense pas. Il y a lieu de rechercher la part qui revient aux lésions associées du noyau rouge du corps strié, de la protubérance du cervelet, des cornes antérieures de la moelle et même du cortex cérébral. Avec K. Wilson, j'entrevois les sources principales de la rigidité musculaire dans le pédoncule cérébral et les organes situés en aval de lui. L'écorce cérébrale ne me paraît pas pouvoir s'en désintéresser tout à fait.

Il me reste à dire un mot de l'athétose et du tremblement.

A l'autopsie des athétosiques on trouve généralement des lésions très accusées dans le noyau lenticulaire, mais à l'inverse de ce qui se passe dans la chorée, le globus pallidus est nettement plus atteint que le putamen.

Chez les trembleurs séniles j'ai toujours remarqué une accentuation des lésions dans la protubérance.

Les points sur lesquels les discussions du Congrès me semblent pouvoir utilement porter sont ceux-ci :

a) L'agitation motrice choréique, la folie musculaire, ne semble pas pouvoir exister sans que le corps strié soit le siège d'une lésion étendue et profonde.

Dans la chorée chronique de Huntington, cette lésion se caractérise par la formation de plaques fibro-myéliniques et névrogliques, par une invasion astrocytaire abondante et générale, par la dégénérescence et la disparition des cellules ganglionnaires.

Toutes les parties du corps strié sont atteintes. Le globus pallidus l'est un peu moins que le putamen, le noyau caudé, le noyau amygdalien.

Restent à élucider les points de savoir si les altérations du corps strié sont d'ordre tératologique ou inflammatoire ; si elles agissent directement ou par irritation de la voie pyramidale dans la capsule interne ; si les lésions corticales, évidemment responsables de la démence choréique associée, collaborent ou non à la production des mouvements désordonnés.

b) L'Athéose paraît résulter d'une lésion de même ordre qui frapperait plus spécialement le globus pallidus.

c) La rigidité musculaire du type parkinsonien, avec ou sans tremblement, s'accompagne toujours d'une altération profondément destructive du " locus niger ".

Cette lésion, devinée par Brissaud, bien mise en évidence par Tretiakoff et Foix, dépasse de beaucoup en intensité toutes celles qui lui sont associées.

Les cellules de la substance noire sont détruites par îlots ainsi que Foix l'a fort bien remarqué. Je suis en mesure d'ajouter que, dans ces îlots, la névroglie remplace les cellules, formant des plaques au centre desquelles il y a ordinairement un vaisseau. Ces caractères interdisent que l'on attribue à la blessure du " locus niger " la signification d'une dégénérescence secondaire.

Les lésions du globus pallidus et de ce que l'on a appelé le système pallidal, sont infiniment plus discrètes sauf lorsque la rigidité musculaire est incorporée dans des syndromes complexes.

La conception d'un syndrome pallidal superposable au syndrome parkinsonien ne repose pas sur des données anatomo-cliniques décisives.

Il est vraisemblable que le parkinsonisme ne procède pas de lésions strictement cantonnées dans un territoire cérébral. Celles du locus niger sont les plus évidentes, les plus accentuées, mais non les seules.

Par ordre de fréquence, viennent ensuite les altérations du noyau rouge, de la protubérance, du cervelet, de la substance grise des cornes antérieures de la moelle épinière.

Chez les parkinsoniens post-encéphalitiques, la rigidité musculaire coïncide souvent avec de la " rigidité psychique ". Il est logique de supposer que la corticalité cérébrale ne se désintéresse pas plus des troubles de la motricité volontaire que de son jeu normal.

d) Les tremblements de faible amplitude, qui ne sont pas d'origine cérébelleuse, paraissent occasionnés par des lésions du mésocéphale.

Le tremblement sénile, lorsqu'il se limite à l'extrémité céphalique, coexiste avec une sclérose prédominante de la substance grise protubérantielle.

DISCUSSION

M. Verger (Bordeaux).

La critique que je viens faire s'adresse, non au rapport lui-même, mais à un de ses titres, au terme de rigidité musculaire. Le terme, en effet, ne paraît pas adéquat à la réalité des choses, au moins, dans le syndrome bradykinétique post-encéphalitique. Là, avec M. Hesnard, nous avons été frappés de voir que ces malades, dont on dit qu'ils sont rigides ou hypertoniques, n'ont point un état permanent de raccourcissement du muscle et d'augmentation de la consistance musculaire, mais qu'ils sont avant tout des immobiles habituels, à mouvements rares et lents.

Quand nous avons parlé de viscosité motrice, nous avons eu en vue, non un état permanent, comme le serait la rigidité ou l'hypertonie, mais une propriété du mouvement, dont l'origine psychologique serait non dans le muscle lui-même, mais dans une altération fonctionnelle du complexe neuro-musculaire constitué par l'ensemble des neurones étagés de l'écorce au muscle.

M. Crouzon (de Paris).

Je partage absolument les réserves faites par M. Anglade sur la tendance exagérée à rapporter à des lésions pallidales le syndrome de rigidité musculaire. J'ai vu, récemment, avec M. Boutier, un cas pouvant en imposer cliniquement pour un syndrome familial, pallido-pyramidal (hypertonie généralisée, masque figé, attitudes forcées, dysarthrie avec signe de Babinsky) : l'autopsie a démontré l'intégrité des noyaux centraux et la présence de lésions médullaires et méso-céphaliques. Il faut examiner systématiquement tout l'axe cérébro-spinal, même en présence de lésions du corps strié : les syndromes de rigidité musculaire peuvent relever de lésions du cortex, du locus niger, du cervelet, de la moelle.

M. COURBON (Stephansfeld).

Toutes les formes d'immobilité mimique rencontrée en dehors de la paralysie vraie ne sont pas de la raideur musculaire et ne sont pas toutes conditionnées par des lésions du corps strié ou du mésocéphale ; on peut distinguer à l'aide de la clinique et de la littérature scientifique :

A) L'immobilité musculaire neuropathique, conditionnée par une altération des neurones moteurs et caractérisée par un masque dépourvu de tonalité idéo-affective, face de cire, ne semblant pas appartenir à un être vivant. Elle se distingue en deux variétés :

a) Immobilité par raideur avec pour caractères : cliniquement, une absence complète de toute expression mimique et le phénomène de la roue dentée — anatomiquement par des lésions du corps strié et du mésocéphale — pathogéniquement par un trouble de la régulation motrice, ou, pour d'autres auteurs, par un trouble du tonus — nosologiquement par les syndromes de Parkinson vrais ou faux.

b) Immobilité par paralysie avec pour caractères : cliniquement, une absence habituelle de toute expression mimique, mais avec décharges explosives de rire et pleurer spasmodique et des troubles de la réflectivité ostéotendineuse ou cutanée (exagération de la première, clonus, Babinski etc.) — anatomiquement, par des lésions des fibres cortico-protubérantielles — pathogéniquement, par un trouble de la motricité volontaire — nosologiquement, par le syndrome de la paralysie pseudo-bulbaire.

B) L'immobilité musculaire psychopathique conditionnée par une altération des neurones psychiques. Elle est caractérisée : cliniquement, par l'existence d'une expression mimique à tonalité idéoaffective qu'un œil exercé reconnaît toujours (ravissement de l'extase, anéantissement de l'asthénique ou du circulaire, affliction du mélancolique, sidération de l'onirique, hébétude du confus, abrutissement du dément). Ce sont des facies vivants et non des masques que l'on regarde. En outre, absence de signe physique d'ordre moteur ou réflexe — anatomiquement, par une perturbation plus ou moins inconnue des neurones psychiques — pathogéniquement, par une suspension des incitations motrices, soit par inhibition, soit par polarisation de l'activité nerveuse hors des voies motrices. — Nosologiquement par les diverses psychoses à forme de stupeur.

La pratique fournit rarement des schémas aussi purs, car il y a généralement atteinte de divers étages de l'encéphale. Le dément précoce à flexibilité cirea, phénomène si voisin de celui de la roue dentée, a peut-être une lésion mésocéphalique qui manque chez son congénère dépourvu de ce symptôme. Mais cet exposé schématique introduit un peu de clarté dans ce domaine encore bien touffu de la clinique.

M. Hesnard (de Bordeaux).

J'ai retenu avec satisfaction les passages du très beau rapport de mon maître et ami M. Anglade, relatifs à la « viscosité motrice » des encéphalitiques, dont certains physiologistes voudraient faire un syndrome purement pallidal. Et ce, en vertu de cette tendance localisatrice à outrance, laquelle procède directement d'un préjugé anatomique.

Or, sur quels faits est assise cette hypothèse de l'état figé, expression d'une altération pallidale ? M. Anglade fait justice du prétendu argument anatomo-clinique en rappelant : 1° que la lésion pallidale seule ne crée pas le syndrome ; 2° que ce même syndrome peut apparaître en l'absence de lésions banales (autres que les lésions banales généralisées à tout le système nerveux). Par contre il a rencontré des lésions intéressantes du locus niger. Et sa pratique actuelle le conduit à soupçonner l'existence de lésions diffuses : médullaires, mésocéphaliques, etc... et *corticales*.

De notre côté, nos recherches physiologiques avec M. Verger nous inclinent à admettre dans cette affection l'existence, non d'une exaltation fonctionnelle, mais d'un *déficit* des automatismes complexes (avec ou sans libération d'automatismes plus fixés et plus simples, comme la kinésie paradoxale), déficit auquel peut suppléer l'action volontaire lorsque l'effort est suffisamment soutenu.

Tous ces faits s'accordent à démontrer que le syndrome bradykinétique est en rapport :

a) avec des lésions diffuses (striées, nigrales, corticales, etc...), lesquelles pourraient intéresser les cycles nerveux d'une activité motrice complexe, intermédiaire entre l'activité purement volontaire et l'activité purement réflexe ;

b) avec des lésions inflammatoires du genre de celles détaillées par M. Anglade, c'est-à-dire beaucoup plus destructives qu'irritatives.

Il semble donc qu'on doive renoncer aux explications physiopathologiques fondées sur l'hypothèse du système pallidal, par exemple à la théorie célèbre de R. Hunt.

Pour cet auteur, toute motilité résulterait de la composition de deux mécanismes : le mécanisme cinétique du *mouvement*, d'une part, et de l'autre, le mécanisme statique de la *posture* (lequel interviendrait sans cesse pour stabiliser et régulariser ce mouvement). Quand le premier est lésé en quelque point (d'où paralysie), le deuxième s'exalte dans les centres sous-jacents.

Dans la prétendue « rigidité » figée, les éléments pallidaux de la voie striospinale sont paralysés, d'où hypertonus spécial du système postural correspondant.

Or, on peut objecter à cette théorie compliquée :

1° L'hypertonie de ces malades est variable, inconstante, peut-être même absente en l'absence de tout mouvement. Ce qui est contraire à toute définition classique du tonus, état essentiellement permanent ;

2° S'il y a paralysie — et il faudrait le démontrer — il est impossible d'expliquer *l'action vicariante de la volonté*, fait capital. Tandis que cette action de suppléance s'explique au contraire très bien par l'hypothèse d'un trouble associatif.

CONCLUSION. — Il résulte des faits anatomiques apportés par M. Anglade et des faits physiologiques apportés par M. Verger et moi que ce syndrome n'est pas la réaction de je ne sais quel « système du tonus » à des lésions excitantes, mais l'expression de l'altération d'un vaste système, à peu près inlocalisable, cortico-mésocéphalo-médullaire (surtout mésocéphalique) de l'automatisme supérieur ou complexe, lequel peut être suppléé dans son fonctionnement par la fonction volontaire.

M. VERGER (de Bordeaux).

Je voudrais mieux préciser les raisons qui nous font, M. Hesnard et moi, diverger d'opinion avec M. Claude sur la question de l'hypertonie dans le syndrome bradykinétique des encéphalitiques.

Si j'ai bien compris M. Claude l'augmentation du tonus musculaire serait chez ces malades un effet direct de la lésion encéphalitique, et cette hyperthonie ou cette rigidité musculaire deviendrait secondairement en quelque sorte la saison suffisante de tous les troubles moteurs et particuliers qui caractérisent cette variété de parkinsonisme.

Nous avons bien en effet vu un certain nombre de ces malades parvenus à une période avancée, et en état de contracture vraie c'est-à-dire d'hypertonie. Mais cette contracture n'est pas constante, et la plupart des bradykinétiques, aussi figés qu'ils apparaissent, n'ont pas de raideur musculaire, d'hypertonie permanente. Ils sont immobiles, mais en réalité ils peuvent accomplir et accomplissent le cas échéant des mouvements volontaires avec une sûreté et une précision impressionnantes. Ils sont même capables de saisir au vol, c'est-à-dire très rapidement, un objet qu'on leur lance, et cet exemple saisissant de kinésie paradoxale est absolument inintelligible si on admet l'existence de l'hypertonie, c'est-à-dire d'un état permanent de raccourcissement et de tension élastique du muscle. Car le tonus physiologique est par essence un état permanent, c'est ce qu'il convient de ne pas oublier.

Je ne redirai pas toutes les autres preuves d'ordre physiologique et expérimental de la non existence d'une hypertonie ; nous les avons données avec M. Hesnard dans le dernier numéro de l'Encéphale.

Du reste la viscosité motrice et, comme on l'a dit hier ici même, la viscosité psychique qui lui fait cortège composent un ensemble tout de même trop complexe pour qu'on puisse l'expliquer par un simple dérèglement du tonus musculaire. Et la grande diffusion des lésions dont M. Anglade vient de nous tracer le tableau magistral ne correspond guère non plus à l'idée de la seule altération d'une fonction élémentaire.

A notre sens le fait capital est la suppression plus ou moins complète de la fonction du mouvement automatique ; cette perte explique l'immobilité et l'état figé ; elle explique aussi la conservation de la mobilité proprement volontaire, et si les mouvements sont lents et pénibles, si le malade répugne à l'effort tant soit peu coûteux, c'est justement parce que le moindre mouvement, pour lui, est volontaire de bout en bout.

Si notre opinion est exacte on conçoit qu'il ne suffise pas d'une lésion étroitement localisée. Le système physiologique du mouvement automatique doit certainement dépasser les limites d'un noyau ; il en englobe vraisemblablement plusieurs.

Qu'après cela certains présentent d'emblée ou par l'évolution de leur état des contractures vraies, de la rigidité complète, ceci n'est point pour infirmer l'explication que nous donnons des cas types sans hypertonie qui sont les plus fréquents, et tout le monde s'accorde à reconnaître que la perte des mouvements automatiques est un phénomène constant. C'est donc lui qui doit être la base des explications.

TROISIÈME RAPPORT

ASSISTANCE

De la Sauvegarde des Droits de l'Individu et de la Société dans l'Assistance aux Psychopathes

M. le Docteur COURBON (de Stephansfeld)
RAPPORTEUR

M. le Dr COURBON. — Résumé du rapport.

La fixation des droits réciproques de l'individu et de la société dans l'assistance aux psychopathes n'est qu'un chapitre de la question plus vaste du droit que possède chaque homme sur sa santé. Ce droit, comme tous les autres, résulte d'une convention et varie dans l'espace et dans le temps. Pour une même époque, il diffère avec les sociétés : suicide, puni en Angleterre et non en France. Dans une même société, il change selon les circonstances : en état de guerre sont punies les mutilations et imposées des thérapeutiques.

A. — Tout d'abord, il faut envisager le droit de décision de l'application du traitement.

En matière de maladie organique, la société ne peut intervenir qu'au nom de l'intérêt collectif. A l'heure actuelle, c'est uniquement pour conjurer le danger de contagion qu'elle impose des mesures prophylactiques et curatives. Aussi l'opinion du médecin est-elle souveraine pour décider de l'application de ces mesures, puisqu'elle est subordonnée exclusivement à un diagnostic. — Dans l'avenir, avec la conscience progressive de la solidarité des individus entre eux, qui se développera sous l'influence de l'évolution des mœurs (diminution de la natalité, disparition des rentiers, généralisation de l'assurance sociale) il faut s'attendre à une extension croissante des indications de l'assistance obligatoire.

En matière de maladie mentale, la société intervient en vertu de deux principes. D'abord au nom de l'intérêt collectif, comme ci-dessus, contre un danger qui menace non plus la santé, mais l'ordre et la sécurité publics. — Ensuite au nom de l'intérêt de l'individu malade lui-même, puisque ne sachant plus discerner son bien, il faut qu'on le veuille pour lui. Mais l'atteinte du discernement est éminemment variable chez chaque malade. Le seul moyen pratique de respecter la survivance possible du discernement est d'admettre qu'il existe, du seul fait que le malade manifeste avec cohérence et constance son refus du traitement. Et une fois cette existence admise, il faut, ou bien s'incliner devant le refus du malade et le laisser en liberté, lorsqu'il n'est ni dangereux, ni inadaptable à la vie sociale ; ou bien, s'il est dangereux ou inadaptable, passer outre à son refus et l'interner, *mais en lui accordant des garanties légales*, c'est-à-dire, après arrêté des autorités sanctionnant l'opinion du médecin. De la sorte, le public le plus ignorant des choses psychiatriques et de la psychologie peut se rendre compte que tout arbitraire médical est impossible contre un psychopathe. — Quant au malade incapable d'une formule cohérente et soutenue, tout le monde admettra qu'il est dépourvu de discernement. La volonté n'a pas à être prise en considération, puisqu'elle n'existe pas. Le médecin peut donc de son plein gré, et sans intervention étrangère, lui appliquer le traitement qu'il juge opportun, *mais dans un service ouvert, s'il n'est pas dangereux*. Dans le cas contraire, il faut *l'interner dans un asile, mais toujours par arrêté des autorités*.

La notion du danger est donc le critérium qui commande la thérapeutique obligatoire, ou mieux l'addition à la thérapeutique de mesures préservatrices, c'est-à-dire l'internement, que le danger, ait pour cause, la violence et l'insanité des actes du malade ou simplement son impossibilité de s'adapter à la vie sociale.

Mais l'appréciation de ce danger n'est pas une question de diagnostic, parce que le danger est fonction non seulement de la maladie, mais encore du milieu où vit le malade, et que les autorités ont sur ce milieu des informations qui manquent au médecin.

— D'autre part, la mesure d'internement intéresse à la fois la liberté individuelle d'un homme et la sécurité de ceux pour lesquels il est un danger; et c'est aux autorités, non au médecin, qu'incombe la tâche de veiller sur cette liberté et cette sécurité. Voilà donc de nouvelles raisons pour que, contrairement à ce qui se passe pour les maladies organiques, l'avis médical ne suffise pas, pour les maladies mentales, à imposer au malade un traitement qu'il refuse.

En un mot : le médecin a le droit de soigner librement et d'hospitaliser de son propre chef tous les psychopathes qui réclament ou acceptent son traitement, ainsi que ceux qui sont incapables d'exprimer une volonté. Pour soigner contre leur gré des psychopathes, c'est-à-dire pour les interner, il a besoin de l'intervention de l'autorité, et celle-ci ne peut y consentir que lorsqu'il s'agit de psychopathes dangereux ou inadaptables à la vie sociale, c'est-à-dire d'aliénés au sens de Gilbert Ballet. Même lorsqu'ils y consentent, l'internement des aliénés mérite l'intervention de l'autorité, seule gardienne de la liberté individuelle et de la sécurité publique.

B. — Il convient ensuite d'envisager les droits qui naissent de l'application même du traitement. Il suffira de les énumérer ici. Pour le psychopathe, ce sont le droit à l'assistance du seul fait de sa maladie, même s'il n'est pas dangereux, — le droit au maximum de garanties dans l'administration du traitement : compétence et moralité du personnel traitant, perfection de l'organisation du traitement et de ses locaux d'application, — le droit au minimum de préjudice moral de par ce traitement : secret médical, — le droit au minimum de préjudice matériel : sauvegarde des biens, — le droit de réadaptation à la vie sociale dès la convalescence. La société a un droit de contrôle qui pour les aliénés internés existe déjà dans la loi en vigueur et qui pour les services ouverts devra être exlusivement médical, ainsi qu'il est expliqué plus bas. Elle a en outre un devoir de protection à l'égard des dommages que peuvent subir les agents d'assistance du fait de leur profession.

C. — Toutes les considérations ci-dessus peuvent se résumer dans les propositions ci-dessous :

I. Le principe de solidarité humaine crée pour la société un devoir d'assistance pour l'individu malade. Et le principe de liberté individuelle crée pour celui-ci le droit d'accepter ou de refuser cette assistance. — Mais le principe de primauté de l'intérêt collectif sur l'intérêt individuel donne à la société le droit d'imposer cette assistance quand l'effet en est de conjurer un péril qui la menace. — L'imposition des mesures thérapeutiques et prophylactiques du temps de guerre (vaccinations, opérations, punition des mutilations) prouve que dès maintenant la société se reconnaît le droit d'exiger de l'individu le maintien de l'intégrité de sa validité, quand elle en a besoin pour sa propre défense. — Il est à prévoir que dans l'avenir elle se reconnaîtra le même droit, même en temps de paix, lorsqu'elle aura pris conscience du besoin qu'elle a du maintien de l'intégrité des individus pour sa propre conservation (assistance obligatoire des toxicomanes, alcooliques, etc.).

II. Vis-à vis du malade mental, la société a un devoir d'assistance dans sa personne, parce qu'il est malade, et dans ses biens, parce que c'est mentalement qu'il est malade.

III. A ce devoir d'assistance qui prescrit des mesures thérapeutiques, s'ajoute un devoir de protection qui prescrit des mesures préservatrices chaque fois que le malade mental est dangereux (protection d'autrui) ou qu'étant incapable de s'adapter à la vie sociale, il proteste contre l'assistance qu'on lui propose (protection de lui-même), c'est-à-dire quand le malade mental devient aliéné.

IV. La volonté d'un malade mental à l'égard des mesures dont il est l'objet doit être prise en considération du seul fait qu'elle s'exprime avec cohérence et constance. Et chaque fois qu'elle est prise en considération, on ne peut lui faire violence qu'avec les garanties légales, c'est-à-dire après intervention de l'autorité publique.

V. Les mesures thérapeutiques d'assistance, qui sont les seules dont a besoin le malade mental et que le médecin a seul qualité pour prescrire, ne peuvent donc jamais être imposées contre la volonté de l'intéressé. Mais elles peuvent lui être administrées sans sa volonté quand il est dans l'incapacité de l'exprimer.

VI. Les mesures préservatrices de protection, dont a en outre besoin l'aliéné et dont le médecin juge l'opportunité, mais que seule l'autorité a le droit d'ordonner ou tout au moins de permettre, doivent toujours être imposées à l'aliéné. Elles le sont forcément au malade inadaptable à la vie sociale et protestataire, comme son nom l'indique. Elles doivent l'être au malade dangereux, même s'il acceptait l'assistance, car il importe qu'une barrière soit dressée contre le danger qu'il représente.

VII. L'assistance collective doit s'exercer à l'hôpital psychiatrique (*) dans deux sections différentes, suivant qu'il y a ou non matière à protection :

a) Service libre, organe d'assistance thérapeutique pure, destiné à hospitaliser les malades mentaux, régi par la loi du 15 juillet 1893 sur l'assistance gratuite obligatoire. Il ressemble aux autres hôpitaux : 1° parce que personne n'y est hospitalisé contre sa volonté (dès qu'un malade exprime la volonté cohérente de partir, ou, lorsqu'il est inconscient, dès que sa famille veut le reprendre, il doit quitter l'hôpital) ; 2° parce qu'aucune surveillance administrative et judiciaire ne s'y exerce ; 3° parce que les aliénés n'y sont pas admis (dès que le malade mental devient aliéné, il doit être interné à l'asile avec toutes les garanties légales). — Il s'en distingue seulement parce que le nombre de malades incapables d'exprimer leur volonté est plus grand. Il est impossible de préciser d'avance la catégorie des malades mentaux à placer dans ce service libre. Ce seront des cas d'espèce, car la même maladie peut, suivant son évolution, comporter ou non l'application de mesures de protection.

b) Service d'internement, organe d'assistance thérapeutique et de protection destiné à retenir les aliénés, c'est-à-dire les malades inadaptables à la vie sociale et protestataires, ainsi que les malades dangereux, régi par la loi de 1838. C'est l'asile actuel tel qu'il fonctionne. Le médecin y est soumis au contrôle des autorités administrative et judiciaire. Celles-ci devraient être éclairées par le conseil d'un médecin-inspecteur.

L'hôpital psychiatrique, sous la direction d'un médecin psychiatre, logé à proximité, doit être installé à la campagne, mais près d'un centre urbain et scientifique, avec comme satellites une colonie, un dispensaire, un patronage, un laboratoire permettant l'œuvre de prophylaxie mentale et de réadaptation à la vie sociale, qui est un devoir pour la société.

(*) Le congrès d'hygiène mentale de Juin 1922 a exprimé le vœu que le mot d'asile soit remplacé par celui d'hôpital psychiatrique.

Vouloir imposer aux aliénés et aux psychopathes des locaux d'assistance et des médecins différents, serait commettre une hérésie scientifique et sociale, aussi grande que de vouloir dissocier les spécialités dermato-syphilographique et génito-urinaire, en interdisants aux vénériens d'être soignés dans les mêmes services que les urinaires et les malades atteints d'affections cutanées.

VIII. Le traitement à domicile de l'aliéné, presqu'impossible en fait, doit comporter la déclaration au procureur. Celui du malade mental n'en exige aucune, une séquestration à domicile ne pouvant, dans l'état actuel des mœurs, rester ignorée. A l'étranger ne doivent être déclarés au Consul de France que les placements dans les asiles fermés.

IX. Le devoir d'assistance au malade mental dans ses biens serait facilité par l'adoption de mesures analogues à celle de la curatelle du code allemand, qui est simple, souple et respecte la part de volonté restée saine chez le psychopathe.

X. Le devoir de protection dû par la société aux agents chargés de l'assistance aux psychopathes devrait comporter l'assurance contre les risques professionnels de tous les agents des services publics et la responsabilité civile des personnes ayant fait sortir, malgré l'avis médical, un psychopathe devenu depuis l'auteur d'un dommage.

XI. Dans une espèce aussi mouvante que l'assistance des psychopathes, la valeur du médecin, sans cesse en présence de problèmes nouveaux, importe plus que le luxe des formalités toujours rigides de la loi mise à sa disposition pour les résoudre. Il faut donc lui reconnaître un droit d'initiative que justifie d'ailleurs les garanties de savoir et de moralité exigées de lui.

Le contrôle systématique de la société sur le médecin est nécessaire et incontestable en ce qui concerne l'opportunité de l'internement (service fermé), discutable et inutile en ce qui concerne l'opportunité de la mise et du maintien en traitement (service ouvert), est toujours et partout inadmissible en ce qui concerne le traitement lui-même. — Pour être effectif, ce contrôle doit être exercé par un psychiatre agissant comme conseil de l'autorité.

Si, contrairement aux efforts des psychiatres, le principe de l'inspection obligatoire des services ouverts devait être maintenu, il faudrait qu'elle ne fut exercée que par un ou des médecins inspecteurs, lesquels ne porteraient à la connaissance des autorités que l'identité des personnes dont ils jugent inopportun le maintien dans ce service ouvert. D'où sauvegarde du secret médical à l'égard de tous les autres malades. Il n'y aurait en somme que les aliénés, d'après le diagnostic des médecins-inspecteurs, qui seraient signalés, comme c'est leur condition d'ailleurs dans la législation actuelle.

DISCUSSION

M. ANTHEAUME (Paris).

J'ai lu avec un vif intérêt le rapport de M. Courbon et je tiens à le féliciter de la clarté avec laquelle il a exposé la question difficile qu'il avait à traiter et à le remercier des paroles aimables qu'il a prononcées à mon sujet.

Etant donné l'importance de ce travail et sa grande actualité, je crois devoir attirer spécialement l'attention du Congrès sur quelques points qui me paraissent devoir être mis plus spécialement en évidence.

1°) M. Courbon a très heureusement fait remarquer dans son paragraphe sur le *traitement collectif* à la page 15 de son rapport que pour les malades mentaux ni dangereux, ni protestataires, l'hospitalisation dans les services ouverts doit se faire sans la *tare d'aucune coercition officielle*, et je suis en accord parfait avec lui quand il ajoute que *l'énumération nosologique des états psychopathiques justiciables d'une telle hospitalisation ne saurait être précisée et que c'est là une pure question d'espèces.*

Et en effet je l'ai dit, écrit, et je tiens à le répéter, il est impossible de donner une définition scientifique de l'aliéné dans l'état actuel de nos connaissances et de l'orientation thérapeutique et prophylactique contemporaine. La seule définition qui soit juste est celle qui consiste à spécifier — et cela me parait à la fois nécessaire et suffisant — que l'aliéné, dans le groupe des psychopathes, c'est-à-dire des malades mentaux, est le sujet qui doit être privé de sa liberté quand il présente des réactions antisociales ou qu'il y a lieu de lui imposer dans son intérêt un isolement contre lequel il proteste. Or, c'est là une définition non scientifique, mais qui à mon avis convient en l'espèce, puisqu'en somme il s'agit de mesures médico-légales ou médico-solaires à prendre, afin de priver un malade de sa liberté et non d'autre chose.

Dans le domaine de la préservation sociale et de l'assistance c'est la définition idoine qui s'impose.

L'expérience démontre du reste que cette manière de caractériser l'aliéné correspond à une réalité pratique et le but est ainsi atteint de différencier aux yeux de tous et non seulement des psychiatres quel est le fait objectif et saisissable, selon la formule de Gilbert Ballet adoptée par Régis, qui autorise la séquestration dans un établissement public ou privé sous le régime de la loi de 1838.

2°) Je suis encore tout à fait d'accord avec l'excellent rapporteur quand il dit qu'en matière d'assistance comme dans toutes les branches de l'activité sociale dont le jugement est en cause, — c'est le cas du psychiatre — la valeur de l'individu est le meilleur garant de la perfection de sa tâche. Il est en effet nécessaire, et c'est là une garantie, un contrôle sûr et efficace, qu'aucun service ouvert, public ou privé, ne puisse être confié à d'autres médecins qu'à des techniciens compétents, offrant de sérieuses garanties morales et scientifiques. Quand on pense qu'un service ouvert peut fonctionner comme service de triage, de telles précautions s'imposent absolument.

3°) Mais il est un chapitre particulier sur lequel je ne crois pas que M. Courbon ait été suffisamment explicite dans son intéressant rapport, c'est celui relatif à la question dite de la protection des biens de toutes les catégories de psychopathes, qu'il s'agisse des psychopathes aliénés et de ceux qui ne le sont pas.

Et d'abord une première remarque : à la page 7 du chapitre « Droits pendant l'application du traitement », M. Courbon émet cette assertion fondamentale : la maladie mentale constitue un état d'incapacité mentale que le maintien en traitement complique d'une incapacité matérielle et par suite duquel le psychopathe ne peut pourvoir à ses intérêts.

Plus loin, à la page 24, je lis cette conclusion générale : II. — *Vis à vis du malade mental, la société a un devoir d'assistance dans sa personne, parce qu'il est malade, et dans sa personne et dans ses biens, parce que c'est mentalement qu'il est malade.*

Or, si ces assertions et conclusions sont tout à fait exactes pour les psychopathes devenus aliénés et privés de leur liberté, elles cessent d'être opportunes pour les psychopathes non internés et non justiciables de l'internement.

Je m'explique. Au point de vue de la protection des biens les psychopathes en cure libre peuvent être divisés schématiquement en deux groupes :

1°) Le groupe des psychopathes conscients, lucides, que leur affection mentale n'empêche nullement de s'occuper de leurs affaires si besoin est, pas plus qu'elle ne les empêcherait de tester valablement par exemple. Tels sont nombre de psychasthéniques, d'hypocondriaques, d'anxieux, de convulsivants, de toxicomanes, de phobiques, d'anorexiques, etc... Ce sont là des sujets en état de donner valablement une procuration, une signature, de recevoir la visite d'un notaire, etc...

2°) Le groupe des psychopathes non protestataires, malades inoffensifs, sans réaction antisociale, acceptant le traitement, placés par leur famille qui a le louable désir de voir se rétablir leur santé et qui ne songe aucunement, pas plus que leur médecin traitant de la ville, à envisager un internement, que rien ne justifie.

Dans ce groupe rentrent nombre de cas d'affaiblissement intellectuel léger, des cas d'aphasie, d'abaissement sénile des facultés sans délire, des cas de dépression mélancolique simple ou anxieuse sans complications anti-sociales, des cas de confusion mentale rentrant dans la catégorie des psychopathies transitoires et toxi-infectieuses, des cas de cyclothymie, etc...

J'ai omis de dire et je répare de suite cette omission que j'excepte des malades du premier groupe la grosse majorité des persécutés de tous ordres, qui aussi bien dans la classe aisée que dans la classe pauvre, malgré leur lucidité, sont des malades mentaux qui relèvent de l'internement, soit parce qu'ils n'acceptent aucun traitement quand l'intensité et la nature même de leurs troubles mentaux l'imposent, soit parce qu'ils se livrent à de multiples réactions anti-sociales ; du second groupe j'excepterai aussi presque tous les paralytiques généraux.

Ces réserves faites, les sujets auxquels j'ai fait allusion dans le second groupe n'ont aucunement lieu d'être l'objet de mesures sociales pour l'administration de leurs biens, s'ils sont indigents et placés en service ouvert, mais il y a lieu dans le domaine privé de se préoccuper de cette question pour des malades qui, somme toute, dans l'état actuel des choses, sont internés parce qu'ils sont pauvres, parce que personne ne peut les assister et non parce qu'ils sont aliénés, et ne le sont pas quand leur situation sociale ou celle de leur famille leur permet de recevoir les soins appropriés soit à domicile, soit dans une maison de santé.

Or, en pareil cas, j'estime que le Code Civil avec toutes les ressources dont il dispose, mais que les médecins connaissent mal, en général, est suffisant en pratique pour offrir les ressources d'administration nécessaires. Au surplus, pour prendre un exemple, un vieillard inoffensif, abaissé intellectuellement et non délirant, le vieillard des quartiers d'hospice — n'est-il pas encore mieux protégé dans un établissement qu'il ne l'est au sein de sa famille, si celle-ci a des intentions peu délicates au sujet de ses ressources ? Il s'agit, en somme, toujours de cas d'espèces, qu'il faut envisager séparément.

Si j'insiste ici sur cette question de protection des biens des psychopathes en cure libre, c'est parce que depuis quelque temps cette question est devenue pour quelques aliénistes qui ne sont pas partisans de la création des services ouverts dans les asiles, mais qui n'osent le proclamer ouvertement, le cheval de bataille que l'on soulève pour retarder ou empêcher la réforme d'être réalisée aussi librement et complètement qu'elle l'est dans certains hôpitaux. On nous dit volontiers : Eh oui ! les services ouverts, l'hôpital psychiatrique, c'est intéressant, mais la protection des biens ! Quand on interne un aliéné, on protège ses biens, tandis qu'un psychopathe, qui les protègera ? A mon sens, l'objection est spécieuse, car elle repose sur deux bases fragiles : la première c'est la méconnaissance du Code Civil qui joue facilement pour le groupe des psychopathes non internables à discernement réduit, ainsi que je le disais tout à l'heure ; la seconde, c'est une croyance, pleine de candeur, disons-le, dans l'efficacité de la loi de 1838 pour la protection des biens des aliénés qui possèdent quelque chose.

J'ai fait à ce sujet appel à l'inépuisable obligeance de mon collègue de la commission de surveillance des asiles de la Seine, M. Henri Michel, et voici ce qu'il m'a répondu, qui est le résultat de dix ans de pratique de substitut du procureur chargé du service de contrôle du parquet dans les asiles de la Seine, dans les établissements de Bicêtre, de la Salpêtrière, de Charenton et dans tous les établissements privés soumis au régime de la loi de 1838.

La réforme la plus urgente à envisager dans le remaniement de la loi de 1838 est celle de la protection des biens des aliénés placés dans des établissements privés. Il y a là une très grosse lacune dans la régime actuel. Je voudrais en quelques mots la signaler et en chercher le remède.

La loi de 1838 a prévu l'administration des biens des aliénés internés dans les établissements publics. Elle est conférée automatiquement et par le fait seul de l'internement à la Commission de surveillance qui l'exerce par un de ses membres à ce délégué. Cet administrateur vérifie immédiatement la station pécuniaire de l'interné — il a tous pouvoirs d'administration, mais le caractère de ses fonctions est d'être provisoire et si la gestion des biens présente quelques difficultés, il peut provoquer la nomination d'un administrateur comme celui qui est nommé au cours de l'instance en interdiction.

Remarquons que dans la plupart des cas l'aliéné interné dans un asile possède peu de biens; les aliénés possédant quelque fortune sont en général placés par leur famille dans des maisons de santé privées où l'on espère pouvoir leur donner plus de confort et éviter des promiscuités fâcheuses.

Et alors, on se trouve en présence de ce résultat assez paradoxal d'aliénés peu fortunés dont les biens sont sauvegardés et d'aliénés aisés ou riches dont la fortune va se trouver à l'abandon. Quand je dis « à l'abandon », je vais peut-être trop loin; trop souvent hélas les biens tombent aux mains de parents parfois éloignés, qui s'en attribuent la gérance et qui, il faut le reconnaître, n'ont pas toujours pour but unique l'intérêt du malade.

La loi de 1838 n'a cependant pas absolument négligé les intérêts de l'aliéné interné dans un établissement privé : l'art. 32 qui prévoit la nomination d'un administrateur provisoire par le tribunal est commun à ceux-ci et aux aliénés internés dans les asiles publics et cette nomination est faite à la demande des parents, de l'époux ou de l'épouse ou du Procureur de la République.

Mais ici se présentent des difficultés qui dans la plupart des cas rendent illusoires ces dispositions protectrices des biens de l'aliéné interné dans un asile privé. Les parents négligent pour de nombreuses raisons, parfois faciles à deviner, la nomination d'un administrateur : l'époux s'il est chef de la communauté considère, à juste titre, cette nomination comme inutile, puisque par un régime matrimonial il est investi de l'administration des biens de sa femme ; l'épouse, le plus souvent pour éviter toute immixtion dans les affaires du ménage, gère les biens du mari intéressé. Et le Ministère Public hésite la plupart du temps à prendre l'initiative d'une mesure que les proches du malade ne réclament pas et qui peut paraître indiscrète.

Dans la pratique, les Parquets procèdent généralement de la façon suivante : dès la réception du certificat d'internement dans un établissement privé le procureur fait procéder à une enquête et, indépendamment des questions posées pour vérifier la légitimité de l'internement, il s'enquiert de savoir par qui les biens seront gérés et s'il est nécessaire de provoquer la nomination d'un administrateur. Cette enquête, il faut le dire, présente certains inconvénients et j'ai pour ma part, tant en province qu'à Paris (surtout en province), reçu fréquemment les doléances de familles qui se plaignaient de la publicité donnée par cette enquête à un internement que l'on aurait voulu dissimuler au public et trop souvent aussi du manque de tact des personnes (maires ou gendarmes) auxquelles elle était confiée.

En ce qui concerne la légitimité de l'internement, il est souvent facile au parquet de ne pas insister et de réduire (parfois même de supprimer) les investigations, c'est lorsque le certificat médical et les autres éléments qui sont soumis au parquet établissent sans conteste que l'internement s'imposait ; mais il n'en est pas de même en ce qui concerne la question des biens et très souvent, pour éviter les froissements que j'ai signalés, le parquet s'en remet aux familles du soin de prendre les initiatives nécessaires et hésite à s'immiscer dans cette question de gestion.

On m'accordera que dans ces conditions, au point de vue pratique, il est quelque peu superflu d'édicter des règlements aussi draconiens et du reste inefficaces en matière de gestion des biens hypothétiques de malades de services ouverts soignés à titre gratuit ; en matière de maisons de santé privées ouvertes, on ne peut davantage édicter une réglementation qui cadre avec le régime de l'internement et qui en somme constituerait pour des psychopathes non internables un régime d'exception juridique qui ferait de ces malades une nouvelle variété de parias.

Il faut en somme traiter les psychopathes en cure libre comme des malades ordinaires sous le régime du droit commun.

M. René CHARPENTIER (Paris).

Dans le remarquable exposé que M. Paul Courbon vient de faire du très intéressant rapport que votre Assemblée générale de Luxembourg eut l'heureuse idée de lui confier, il emploie à son tour l'expression de « petits mentaux » pour désigner les malades justiciables de l'Assistance libre et des services « ouverts ». Cette expression, grammaticalement incorrecte comme le montrait M. Semelaigne à la dernière séance de la Société médico-psychologique, est de plus totalement incompréhensible. Au moment où M. le Ministre de l'hygiène, avant d'accorder les autorisations nécessaires à l'ouverture de services de « petits mentaux », demande aux diverses sociétés de vouloir bien énumérer les malades à ranger dans cette catégorie, il y a un gros intérêt à répudier tout d'abord l'emploi de cette mauvaise expression. Ceci ne conduit nullement à éluder la question posée, bien au contraire.

De quoi s'agit-il, en effet, sinon d'assister de nombreux malades très dignes de pitié et jusqu'ici insuffisamment soignés ? Le plus souvent refusés par les services de médecine générale, ces malades répugnent à l'internement que leur état justifie à peine et ne saurait imposer. Si leur état de fortune le leur permet, ils trouvent dans des établissements spéciaux les soins que nécessite leur santé. S'ils sont indigents, ils ne trouvent asile et traitement que dans des asiles d'aliénés ou dans de trop rares services spéciaux tels que ceux de MM. Claude, Jean Lépine, Abadie, Raviart, Laignel-Lavastine, Rayneau, Toulouse, etc... Il y a là une lacune de notre système d'assistance qu'il s'agit de combler. Tout le monde est d'accord sur ce point. Quant à énumérer les catégories de malades justiciables de ce mode d'assistance et à les ranger sous une étiquette, cela paraît à la fois inutile et erroné. Il serait vain de donner cette énumération et de diviser les maladies de l'esprit en petites et grandes en oubliant les lois de leur évolution. Les faits montreraient bientôt combien serait artificielle la barrière que l'on aurait ainsi tracée. Ce qu'il faut, ce n'est pas dresser la liste des malades qui conviennent à l'Assistance libre, c'est indiquer *dans quel cas* les psychopathes peuvent être justiciables de ce mode d'assistance et multiplier les services destinés à les hospitaliser et à les traiter. La Société médico-psychologique a, dans sa dernière séance, nommé une commission chargée d'étudier la réponse à donner à M. le Ministre de l'hygiène. Il me paraît désirable qu'elle oriente dans ce sens sa réponse.

L'existence d'établissements privés consacrés au traitement libre de malades aisés démontre la possibilité de réaliser cette réforme de nos modes d'assistance à côté de la loi du 30 Juin 1838, destinée par le législateur aux seuls aliénés. Depuis longtemps fonctionnent même des établissements privés qualifiés de « mixtes » qui possèdent côte à côte des services « ouverts » pour malades libres et des services « fermés » pour malades internés. Cette modification ou plutôt cette extension de nos moyens d'assistance apparaît donc beaucoup plus comme une question budgétaire que comme une question législative.

Ainsi qu'il arrive souvent, en ce pays latin, on a proposé de caractériser et d'inaugurer cette réforme par l'emploi d'un mot nouveau. Dans le but de lutter contre le préjugé regrettable, mais trop certain, du public à l'égard des malades de l'esprit il a été proposé de débaptiser l'asile et de l'appeler désormais « Hôpital psychiatrique ». Je ne crois pas, pour ma part, que le nom de l'établissement soit pour beaucoup dans les sentiments qu'il inspire à la foule. Depuis le jour où les aliénés ont cessé d'être aux yeux du peuple des émanations de la divinité, ils lui inspirent le ridicule ou la crainte. Souvent, plus encore que le nom de l'établissement, c'est le nom du village où il est situé, de la propriété qui le contient dont le nom est devenu synonyme de lieu de traitement de la folie. Certains établissements privés qui reçoivent des psychopathes en dehors de toute formalité administrative sont assimilés par la clientèle à de véritables établissements fermés. Je ne crois pas à la vertu de ce changement d'étiquette.

Mais il faudrait au moins en choisir une moins mauvaise. Lorsque vous aurez mis au fronton des édifices consacrés à ces nouveaux services le nom d' « Hôpital psychiatrique », non seulement vous ferez la joie des revues de fin d'année, mais vous aurez, à l'encontre du but poursuivi, stigmatisé vous-même les malades que vous voulez y traiter. Si vous désirez faire de l'Asile un Hôpital comme les autres, il faut vous garder de préciser dans son appellation les maladies que l'on y soigne. Ni à l'hôpital Broca, ni à Cochin, ni à Saint-Louis, on ne fait suivre le titre de l'hôpital d'un qualificatif le réservant à certaines catégories de malades. Et c'est pour remplacer une appellation jugée trop compromettante que l'on vous en propose une plus explicite encore. Le terme d'hôpital psychiatrique me paraît devoir être repoussé au même titre que celui de petits mentaux. Si l'on tient à supprimer le mot d'asile, qu'on le remplace simplement par celui d'hôpital sans qualification d'une spécialisation thérapeutique.

Il me semble qu'avec les meilleures intentions, pour lutter contre le préjugé qui s'attache aux maladies de l'esprit d'une part, pour tenter, d'autre part, de traiter librement, sans formalités administratives, le plus grand nombre de ces malades, on risque, par des appellations imprudentes et des mesures fâcheuses, d'étendre la tare que l'on veut restreindre. C'est ainsi que l'on nous propose d'établir une surveillance des malades traités en dehors des formalités d'internement. Ne serait-ce pas là étendre sous une autre forme, à des malades qui en sont jusqu'ici exempts, la surveillance administrative que l'on nous disait vouloir éviter au plus grand nombre de ceux qui y sont jusqu'ici soumis.

Qu'on y prenne garde, cette mesure est la négation même de la réforme que l'on veut réaliser. Qu'on veuille bien considérer, d'ailleurs, que cette surveillance ne pourrait consister qu'en la recherche des séquestrations arbitraires et qu'elle devrait être étendue à tous les services et établissements thérapeutiques quels qu'ils soient. Sans cela, le jour où l'on aurait institué trois sortes d'établissements médicaux : 1° avec internement, 2° sous surveillance, 3° non surveillés, les malades s'écarteraient de la deuxième catégorie comme ils ont actuellement tendance à s'écarter de la première. Et comme un certain nombre de ces malades peuvent être soignés partout, aussi bien dans des cliniques de médecine générale que dans des établissements pour convalescents, c'est là qu'il conviendrait de les chercher. La surveillance des établissements et services « ouverts », assurée déjà par le droit commun, doit donc ou bien rester ce qu'elle est, ou bien, si elle doit être réalisée sous une forme nouvelle, être étendue dans les mêmes conditions à tous les lieux de traitement publics ou privés, quelle que soit la nature des maladies que l'on y soigne habituellement. Cela paraît-il désirable ?

M. Claude (de Paris), après avoir résumé les principes des droits respectifs de l'Individu et de la Société dans l'assistance psychiatrique, propose les formules suivantes :

1° *Sujets internables.* — Peuvent être privés de leur liberté et internés sous un régime légal, les malades chez qui un état mental pathologique est susceptible de provoquer des réactions antisociales, nuisibles à l'ordre public ou dangereuses pour les personnes et pour eux-mêmes.

2° *Sujets à traiter en liberté.* — Il est justifié de conserver dans des établissements de cure, publics ou privés, des psychopathes, non protestataires et non dangereux, même s'ils sont incapables de donner un consentement libre à leur hospitalisation, mais sous la réserve que ces établissements seront placés sous le contrôle de médecins spécialistes, pris parmi les experts délégués par le Tribunal et qu'une réglementation spéciale interviendra pour la protection de leurs biens.

M. Maurice Quentin (de Paris).

Il en est de la question de l'assistance aux psychopathes comme de tous les domaines scientifiques. La pratique précède la théorie ; et les faits devancent la détermination des principes. Il faut remonter à quelques mois pour trouver l'exposé rationnel du système, avec la leçon inaugurale de mon excellent ami, M. le Docteur Claude, avec le rapport du distingué Docteur Antheaume, au Congrès d'hygiène mentale de Juin dernier, auxquels vient s'ajouter le travail si consciencieux de M. le Docteur Courbon. Et pourtant, on l'a rappelé à Paris, dans nos hôpitaux de l'assistance publique, des consultations ont été ouvertes depuis longtemps pour les affections mentales. A Sainte-Anne, même, le même service existait ; et vous savez qu'à la fin du mois de Décembre dernier, sur l'heureuse initiative de mon collègue Henri Rousselle, président de la Commission d'assistance au Conseil général, le département de la Seine l'a refondu en un service de prophylaxie mentale.

Tout à l'heure, dans la communication qu'il vous fera, M. le Docteur Calmels vous en présentera l'économie d'une voix plus autorisée que la mienne. Qu'il me suffise de vous indiquer qu'il comportera un service bi-sexué de traitement, doté de tous les moyens perfectionnés de traitement, un dispensaire destiné à plusieurs fins qui fonctionnera tant au point de vue de l'examen préalable des malades que des conseils courants et de la vérification des aptitudes professionnelles, enfin des laboratoires permettant de faire les divers examens cliniques et biologiques. J'ajouterai qu'il ne saurait être complet, s'il n'était prévu un organisme spécial destiné à l'enseignement et dont l'absence serait en contradiction avec les buts prophylactiques qu'on se propose.

Voici le domaine du fait : avant que de généraliser, on s'interroge et on pose la question de l'assistance aux psychopathes. Et voici que l'on oppose, pour différencier leurs régimes respectifs, le psychopathe simple et l'aliéné, qui est le psychopathe compliqué ou aggravé qui figurait seul, jusqu'ici, au vocabulaire du spécialiste, comme il était prévu dans la loi de 1838.

Et tout aussitôt se pose une question de terminologie, à laquelle n'a pu échapper aucun des orateurs qui m'a précédé : comment définir l'aliéné, ce malheureux qui, suivant son appellation, ne s'appartient plus lui-même. La définition a été tentée jadis. L'Académie de Médecine l'a donnée, ainsi que le Maître Gilbert Ballet ; et M. le Docteur Antheaume se l'appropriait, lorsqu'en Juin dernier il écrivait : « ce qui caractérise le psychopathe aliéné, ce n'est pas l'existence chez lui d'une affection mentale, ni la nature de cette dernière, c'est la mesure devenue nécessaire, par suite de certaines façons de se comporter ou de certaines incapacités mentales..., de priver officiellement le malade de sa liberté... » Sous une forme un peu différente, M. le Professeur Claude nous a présenté la question sous un aspect identique. Je n'en conteste ni la valeur ni la propriété, mais j'ai le droit de dire, M. le Docteur Antheaume l'a reconnu, qu'elle n'est envisagée qu'à un point de vue simplement objectif.

Vous me donnez en ce moment une glose de jurisconsulte ; or, moi qui suis jurisconsulte, je vous demande à vous, savants, une définition essentiellement suggestive et dont vous concevez l'intérêt pratique, au point de vue du régime que je puis avoir à instaurer. Vous me dites, « je l'interne parce qu'il est dangereux ou pour lui-même ou pour les autres » ; et je vous réplique, « pourquoi et en quoi est-il dangereux » ? J'accepte à l'avance votre formule ; du moins donnez-la moi.

Et très timidement je vais vous proposer un critérium. Votre malade se révèle à vous par l'oblitération de ces phénomènes psychiques qui rentrent dans ces trois ordres d'idées (un de vos rapports, discuté hier, ne l'a-t-il pas très justement rappelé) : facultés intellectuelles, facultés affectives, facultés de la volonté : il déraisonne, c'est son intelligence qui est atteinte ; il menace ceux qui l'entourent, ses êtres les plus chers, sa femme, ses enfants, ses inclinations les plus légitimes ne s'exercent plus, il n'est plus maître de son libre arbitre.

Admettez cette triple atteinte à ses facultés naturelles et supposez-la amenée au point d'entraîner des réactions anti-sociales, dont vous parliez tout à l'heure. Ne pouvez-vous donc point dès lors concevoir une définition qui se présenterait à peu près dans les termes suivants : « l'aliéné est le malade qui, par le fait d'une *affection mentale principale,* a perdu, en tout ou en partie, le *contrôle* de ses actes, sinon d'une façon continue, du moins d'une *façon habituelle,* et pour lequel s'imposent des mesures de contrainte appropriées, soit dans l'intérêt de ses concitoyens, soit dans son intérêt propre ».

Je livre, à vos méditations autorisées, ma formule.

Et vous imaginez que ce n'est pas par un vain désir de symétrie que j'insiste et que je vous demande de revenir sur cette idée que la situation de l'aliéné est indéfinissable, autrement que par ses répercussions sur ceux qui l'entourent ainsi que sur lui-même. Il est indispensable de savoir quand le psychopathe franchit le seuil de l'aliénation mentale ou quand le traitement lui permet de s'en échapper.

Et ici, je voudrais m'efforcer à quelques conseils de prudence sur la façon dont on doit envisager le problème. Je suis d'accord sur la nécessité de services ouverts, qui auront précisément pour effet de prendre le mal à son début et de lui éviter des aggravations souvent irréparables. J'imagine que vous allez recourir à la persuasion pour l'appeler en confiance auprès du praticien qui va entreprendre une cure aussi précoce que possible. Mais jusqu'où ira votre effort de prophylaxie ? Et ici se pose un cas de conscience. Si, après avoir examiné ce psychopathe, qui est venu spontanément vous trouver, vous êtes amené à penser que vous ne pouvez le rendre à la liberté, allez-vous, dépassant la mission dont vous êtes investi, le retenir au moment où il va vous quitter pour ouvrir devant lui les portes de l'asile ?

Si la question se posait pour moi, avocat, de la même façon, croyez-vous que j'aurais le droit, s'il résiste à mes conseils de retour au bien et d'expiation, de remettre aux mains de la Justice un délinquant qui serait venu m'avouer sa faute ? Toute ma conscience professionnelle se soulèverait contre cette violation du secret et cette méconnaissance d'un pacte de confiance. A vous, neurologistes et psychiatres, je vous interroge à mon tour et je vous dis « prenez garde ». Ne redoutez-vous pas de compromettre l'œuvre de prophylaxie que vous tentez ?

Transportons-nous dans un domaine voisin. Quand, dans un pays voisin, en Italie, sous l'inspiration du Professeur Santoliquido et des ligues sociales, on a décidé, pour lutter contre le développement des maladies vénériennes, d'inviter la prostituée à venir se soigner au « dispensaire celtique » en la garantissant contre toute répression policière qu'aurait valu le système, si, rompant l'engagement pris, le médecin traitant pouvait la livrer au bras séculier ?

Ici encore, je pose un point d'interrogation qui vaut d'être sérieusement considéré.

Et ne croyez pas que je vais aborder un point de vue contradictoire, parce qu'après avoir indiqué la question si grave de la protection de la liberté individuelle, j'envisage celle de la sécurité publique : c'est à la conciliation de ces deux nécessités que nous devons tendre. Or, ne faut-il pas tenir compte de l'émoi causé à l'opinion par ces crimes, de plus en plus fréquents, commis dans un accès de démence par des délirants qui ont pu s'ignorer mais que leur entourage n'ignorait pas ? Soyez assurés qu'on fera, à la multiplication des services ouverts en matière de psychopathie, cette objection qu'à force de vouloir réduire le nombre des internés on en laisse en circulation qui deviennent bientôt un danger d'une extrême gravité. Je n'ai pas la prétention de traiter ici la question de « l'opendor » et je sais que vous avez prévues les mesures de protection sociale qui en sont la contre-partie. Ne craignez pas de les aborder publiquement ; disons que l'assistance aux psychopathes dans les conditions de traitement volontaire et libre que vous préconisez, ne deviendra une institution permanente et durable que si elle est en quelque sorte régularisée, surveillée, contrôlée par l'intervention des grandes administrations publiques, trop intéressées à l'ordre et à la défense des citoyens pour ne pas prendre toutes les précautions voulues. A un point de vue d'ordre général, l'intervention en la matière du Conseil général de la Seine que j'ai l'honneur de représenter à ce Congrès présente un intérêt capital qui ne vous a pas échappé et dont la perspective doit vous inciter à persévérer dans cette voie.

M. le Dr CALMELS (conseiller général de la Seine).

Je ne viens pas ici discuter au point de vue technique une question qui préoccupe depuis longtemps les médecins aliénistes. M. le Dr Courbon dans son magistral rapport vous a démontré que les services ouverts présentent de grosses difficultés au point de vue application.

L'an dernier au Congrès de Luxembourg, d'accord avec les médecins aliénistes et la ligue d'Hygiène mentale, nous avons déposé des vœux à la suite desquels le Conseil général de la Seine a créé, à l'asile Sainte-Anne, un service ouvert dont je me permets de vous exposer le fonctionnement.

Nous ne pouvons encore vous apporter des résultats très probants, car toute l'activité du Dr Toulouse, chef de service et de ses collaborateurs, a été absorbée depuis de longs mois par l'organisation matérielle des locaux, par le recrutement du personnel, par la répartition du travail.

C'est depuis quelques semaines que le service est en état de fonctionner, et encore n'est-il pas complètement évacué par les ouvriers.

Les principes généraux de cette réorganisation de l'assistance psychiatrique sont suffisamment connus pour qu'il soit inutile de nous y arrêter. Ces principes ont été exposés à la Ligue d'Hygiène mentale, au Congrès du Luxembourg et surtout au Congrès d'hygiène mentale de Paris (1-3 juin 1922).

Nous voulons simplement vous exposer aujourd'hui en quelques mots comment fonctionne le nouvel organisme en examinant successivement les services de *consultation* et d'*hospitalisation*, ainsi que le rôle joué par les laboratoires.

1° **Services de consultation.** — La consultation externe, orientée de façon à devenir un véritable dispensaire, est le pivot de l'organisation nouvelle et de la prophylaxie mentale tout entière.

Elle est organisée par transformation de l'ancienne consultation Sainte-Anne, qui s'est développée bien rapidement dans des proportions considérables : elle fonctionne actuellement de la façon suivante :

Les anciens locaux situés à la porte de l'asile ne servent plus qu'à un premier triage très utile pour décongestionner la véritable consultation qui a lieu au pavillon Ferrus et éviter des allées et venues trop nombreuses à l'intérieur de l'asile.

A cette consultation de la porte, les malades ordinaires atteints d'affections très bénignes, angines, troubles digestifs, etc., reçoivent tout de suite satisfaction et sont renvoyés avec une ordonnance. On ne laisse pas non plus dépasser cette consultation à la vieille clientèle de quartier qui venait s'approvisionner régulièrement de bons de douches ou de bains sulfureux.

Les malades justiciables d'un traitement plus précis sont dirigés sur Ferrus ; ils sont partagés, d'après la nature de leur affection, entre la consultation de médecine générale et celle de *psychiatrie générale*.

De la consultation générale nous n'avons rien à dire sinon qu'elle est conservée pour ne pas enlever au quartier une consultation hospitalière très appréciée.

La consultation de psychiatrie générale constitue le deuxième stade de triage.

Tout malade susceptible d'être hospitalisé reçoit du médecin consultant un bon d'admission.

Le secrétaire administratif vérifie la possibilité de son admission au point de vue domicile de secours, âge, situation de fortune, etc.

Ici, une lacune est à signaler : l'admission d'urgence des malades *indigents* n'ayant pas leur domicile de secours dans la Seine n'est pas actuellement possible et il faudrait engager à ce sujet des pourparlers avec l'Etat et les collectivités qui ont la charge d'assistance de ces malades.

Les malades susceptibles d'être traités par consultation externe sont rapidement « *débrouillés* », quelques-uns reçoivent un traitement d'attente, mais d'autres sont répartis entre les consultations spécialisées de l'après-midi, états délirants, chroniques, psychopathes organiques, enfants arriérés et anormaux, psychothérapie, etc.

Ils arrivent ainsi au spécialiste qui les prendra définitivement en charge et assurera leur traitement précis et continu aidé en cela par des assistants bénévoles qui prêtent dès maintenant leur concours au dispensaire.

2° **Service d'hospitalisation.** — L'hospitalisation des malades se fait dans d'excellentes conditions au pavillon Ferrus (service des femmes) où les dortoirs du 1er étage ont été divisés en chambres de un, trois ou quatre lits.

Au Pavillon des Perches (service des hommes), la transformation des locaux, qui est en voie d'exécution, comprendra également une série de chambres et de petits dortoirs.

L'admission des malades se fait sur simple bon délivré par le médecin de la consultation ainsi qu'il est dit ci-dessus.

De même un simple bon suffit pour provoquer la sortie.

Aucun malade n'est retenu contre son gré et tout sujet demandant sa sortie l'obtient à l'instant même. Si toutefois il présente des troubles mentaux le rendant dangereux pour lui-même ou pour les autres, il est l'objet d'un certificat d'internement et subit alors le sort commun des aliénés, soit par voie de placement volontaire, soit en vertu d'un placement d'office.

3° **Laboratoires.** — Nous ne saurions passer sous silence la parfaite organisation des laboratoires (laboratoires de chimie biologique, de sérologie, etc., etc.), qui permettent de faire rapidement toute épreuve jugée nécessaire sur tout malade de la consultation ou du service.

Sur simple bon du médecin consultant envoyé au laboratoire intéressé avec le malade, ce dernier est reçu par le chef de laboratoire et convoqué au besoin pour de nouveaux examens d'urine, de sang, de liquide céphalo-rachidien, etc., etc. Les résultats de ces examens sont joints aux dossiers médicaux qui sont constitués au fur et à mesure pour tout malade qui se présente dans le service.

Un fait très important à retenir : l'événement a prouvé que la situation du dispensaire dans l'enceinte d'un asile d'aliénés n'en détourne pas la clientèle. Celle-ci au contraire afflue à Sainte-Anne au-delà de tout ce qu'on pouvait espérer et c'est là la meilleure preuve que le service répond à un besoin social précis et impérieux. Mais dès à présent on se rend compte que la conception est au-dessous des besoins sociaux. Il faut donc songer à développer le service.

Mais de quelle manière ?

Il s'agit en somme de la création d'une sorte d'assistance pour des malades qui actuellement ne trouvent de soins ni dans les hôpitaux, ni dans les asiles.

C'est là une œuvre considérable qui demande une étude approfondie.

C'est à vous, Messieurs, que revient le soin d'étudier la question, de fixer un programme que le Conseil général ne demande qu'à étudier et à appliquer.

M. Adam (Rouffach) regrette que les orateurs qui viennent de se succéder à la tribune aient trop exclusivement en vue l'organisation de l'assistance à Paris où les psychopathes qui ne sont pas internés sous le régime de la loi de 1838, dans un asile, peuvent en effet trouver dans les hôpitaux des spécialistes capables de les soigner. Il peut en être de même dans certaines grandes villes, mais en général dans la plupart des départements le psychiatre de l'asile départemental est seul à *pouvoir* et à *vouloir* traiter les psychopathes.

Or M. Adam soutient que la loi de 1838 en son article 25 permet d'hospitaliser aux frais du département ou de la commune les malades *non dangereux,* mais ayant besoin d'être soignés par le spécialiste. Une circulaire du 14 août 1840 a organisé cette assistance en réservant dans chaque asile un certain nombre de places pour ces malades. Il est donc possible, prétend M. Adam, d'assurer aux psychopathes légers, en attendant des mesures législatives meilleures, des soins dans les asiles. Grâce au système dit des « caisses de malades », organisation qui assure les frais d'hospitalisation et dont l'engagement de payer est considéré comme une demande d'admission permettant le placement volontaire, l'assistance aux psychopathes légers indigents est assurée en Alsace.

M. Auguste Ley (Bruxelles).

Je joindrai d'abord mes félicitations à celles qui ont été exprimées au rapporteur. Malgré la difficulté de traiter avec un caractère original un sujet déjà bien rabattu, il a su mettre en relief les points importants du problème.

Je désire d'abord vous apporter quelques faits concernant l'expérience acquise à *l'étranger* sur la question qui nous occupe. Les *admissions libres* dans les hôpitaux d'État (Stade hospitals) pour maladies mentales sont de régle aux États-Unis. On en compte 10 °/₀ à Wards Island, le grand réceptacle psychiatrique de New-York. Ce sont les psychopathies légères et les psycho-névroses qui fournissent le grand contingent des admissions libres. Ces malades voisinent parfaitement avec les malades calmes internés et l'esprit qui règne dans l'établissement en est modifié, de façon heureuse.

Les *formalités* d'entrée à l'hôpital d'État (pour maladies mentales) sont réduites à leur expression la plus simple dans le Maryland où j'ai eu l'occasion de visiter en compagnie du Docteur Legrain, il y a deux ans, la *clinique Phips* à Baltimore.

Seul, un certificat signé de deux médecins est nécessaire pour interner un malade. Aucune formalité administrative n'est requise. L'établissement fait en général prendre le malade à domicile et tout se passe sans difficulté. Les réclamations peuvent toujours être introduites ultérieurement devant le juge et une expertise être ordonnée. Mais les atteintes à la liberté individuelle ne sont pas plus fréquentes dans le Maryland que dans d'autres États qui ont conservé des barrières administratives surannées contre l'internement, notamment les nomination d'un « Jury » qui doit décider dans chaque cas, s'il y a lieu, d'interner le malade.

Partout, d'ailleurs, on s'efforce d'obtenir le placement rapide et facile quitte à exécuter les formalités ensuite.

En Hollande où le progrès des idées en matière psychiatrique est considérable, on peut voir à la clinique du Wilhelmina Gasthuis à Amsterdam, voisiner dans les mêmes salles les psychopathes légers, les maladies nerveuses organiques et les psychoses caractérisées. Ici encore l'esprit général de la clinique est excellent et l'on ne considère pas comme une tare d'y entrer. L'admission s'y fait librement comme dans un service d'hôpital ordinaire. Ultérieurement un triage a lieu, les psychoses étant réparties entre les colonies et les hôpitaux pour malades mentaux, les psycho-névroses étant envoyées dans les quartiers libres qu'on a constitués dans certains établissements hollandais, ou traités à la policlinique.

Ce principe de la nécessité absolue d'une observation prolongée et d'un triage des malades mentaux ne me paraît pas avoir été mis suffisamment en valeur par le rapporteur.

Il est indispensable, à mon avis, dans toute réforme législative moderne. Il est éminemment médical et clinique et correspond à la nécessité pour le psychiatre d'un temps d'observation suffisant du malade dans un centre pourvu des installations scientifiques nécessaires. Une clinique urbaine paraît tout indiquée pour servir ainsi de centre d'observation et de triage.

En Belgique, le traitement libre n'est réalisé pratiquement que pour les malades riches et encore est-il hors la loi, ce qui, de temps à autre, vaut quelques difficultés aux médecins propriétaires d'établissements payants.

Il est certain qu'une simplification des formalités d'admission s'impose partout, qu'elle est possible, facile à réaliser et que dans un petit pays, comme le nôtre qui compte 20.000 malades mentaux internés, il en est peut-être une centaine dont l'internement a fait l'objet de difficultés et de contestations préalables et que pour satisfaire l'esprit public en raison de ces cent malades, on en a ennuyé, enregistré, marqué et taré dix-neuf mille neuf cents autres, qui n'en peuvent mais.

L'avenir est au placement d'ordre purement médical, quitte à obtenir le recours judiciaire facile lorsque des réclamations se produisent.

Je désire attirer aussi l'attention de cette assemblée sur l'importance pour la réforme de l'Assistance psychiatrique du *service social* si bien organisé dans les pays anglo-saxons et spécialement en Amérique où chaque hôpital, chaque clinique, chaque consultation de nourrissons ne se conçoit plus sans un bureau spécial de service social annexé.

Ce service où fonctionnent des infirmières visiteuses, spécialement éduquées dans une école de service social, a donné des résultats extrêmement importants dans la lutte contre la tuberculose, l'alcoolisme, la mortalité infantile, et peut, en matière psychiatrique, nous rendre d'incomparables services. Il est en effet de la plus haute utilité pour nous, de connaître les contingences sociales du malade, les conditions familiales, professionnelles, matérielles et morales de son existence. L'importance étiologique de ces facteurs, n'a certes pas été suffisamment mise en valeur, bien que nous admettions tous que l'individu soit le produit de son hérédité et de son milieu.

L'étiologie psychiatrique se constitue à peine.

Au point de vue pratique et notamment pour la sauvegarde des biens du malade ou de son petit avoir professionnel, une bonne enquête sociale par une personne compétente aura beaucoup plus d'utilité et de valeur que l'enquête du garde-champêtre ou du gendarme qu'on critiquait si bien tantôt.

Il serait utile aussi d'attirer l'attention du législateur sur la nécessité de faire disparaître l'esprit de *suspicion* qui existe envers tous ceux qui soignent les maladies mentales. Les établissements, les malades et les médecins sont l'objet d'enquêtes et d'inspections administratives multiples, faites en général par des autorités incompétentes et par conséquent tracassières. Ces inspections créent dans les établissements une atmosphère déplaisante et irritante de soupçon et de défiance essentiellement anti-thérapeutique.

Certes le contrôle est nécessaire. Il est pour le médecin même une garantie et une tranquillité. Mais il doit être discret, compétent et respecter le secret professionnel. Il doit s'exercer par des psychiatres spécialisés. Les magistrats eux-mêmes devraient pouvoir se faire accompagner, sinon remplacer, dans leurs visites d'inspection, par des médecins légistes, spécialisés.

Il faut s'élever aussi contre l'interdiction faite dans certains pays, notamment en Belgique, aux médecins propriétaires d'un établissement pour malades mentaux, d'y pratiquer eux-mêmes la médecine mentale.

Il y a là, une mesure de suspicion injustifiée. Le médecin psychiatre doit pouvoir utiliser l'instrument de travail dont il est propriétaire, comme en use le chirurgien qui possède une clinique.

Le contrôle médical compétent doit être une garantie suffisante pour le législateur et le public.

Il faut d'ailleurs que nous nous appliquions nous-mêmes à faire disparaître les appellations péjoratives comme : asile, aliéné, fou et que nous les remplacions par des termes médicaux comme hôpital, sanatorium, clinique, malades mentaux, psychopathes.

Je suis d'accord avec le Docteur R. Charpentier au sujet de la nécessité de supprimer toute appellation spéciale pour nos hôpitaux psychiatriques ainsi que cela est réalisé en Amérique, pays neuf qui n'avait pas encore pris de mauvaises habitudes.

Cette réforme de l'esprit public dépend en partie de nous. C'est nous qui devons montrer l'exemple et nous abstenir de vocables que nous désirons voir disparaître.

Songeons au revirement qui s'est fait dans le public en ce qui concerne la tuberculose. Il y a 25 ans on considérait cette affection comme une tare grave, on craignait de dévoiler qu'on avait un phtisique dans la famille. Actuellement, grâce à la propagande qui s'est faite, grâce à la pénétration de notions exactes dans le public au sujet de cette maladie, on est arrivé à réformer complètement les idées à son propos.

A nous de réaliser le même revirement pour les maladies mentales et à ce point de vue la propagande des « *Ligues d'hygiène mentale* » doit être soutenue par nous de façon efficace et énergique.

J'ai la conviction que la création de services ouverts dans tous les établissements pour malades mentaux qui sont suffisamment installés pour les réaliser, constitue une mesure des plus heureuses pour modifier les préjugés et les appréhensions qui règnent encore au sujet de nos malades.

Loin de créer une augmentation du nombre des « fous » comme ont semblé le craindre certains orateurs, mon expérience me permet d'affirmer que justement les malades guéris après internement bénéficieront du fait d'avoir été soignés dans un établissement où l'on reçoit des malades libres atteints de psychonévroses connues comme curables. Et je n'ai pas observé que ces derniers aient reçu de leur séjour au voisinage de malades mentaux caractérisés une estampille spéciale qui leur ait nui dans la vie sociale.

Rien n'empêche d'ailleurs la création de sanatoriums populaires pour nerveux indépendants des établissements actuels, mais dans beaucoup de régions on préfèrera pour toutes sortes de raisons d'actualité, ouvrir des sections libres dans nos hôpitaux spéciaux.

J'ai tenu à affirmer ma conviction que cette mesure est éminemment favorable aux principes qui nous animent tous.

Nous serons d'accord, d'ailleurs, nous qui admirons les efforts des maîtres français comme Régis et Dupré, pour faire entrer la psychiatrie dans le cadre de la médecine générale, et chercher par tous les moyens à traduire cette tendance dans l'assistance aux malades mentaux.

M. A. Delmas (Ivry).

Il serait vain à mon avis de se préoccuper outre mesure de l'appellation qui convient pour les services ouverts que l'on vient de créer. Une reine de Naples disait de ses soldats : « Habillez-les de vert, de rouge, de bleu, ils f..... toujours le camp. » De même quel que soit le nom que vous inscrirez à la porte des services ouverts, vous n'empêcherez pas qu'ils ne soient fréquentés par des malades mentaux et qu'ils n'aient, au regard du public, la même réputation que nos asiles. Mais ce n'est pas sur ce point que je veux insister.

Je tiens à souligner la justesse de l'opinion émise tout à l'heure par mon ami René Charpentier, lorsqu'il disait qu'il ne pouvait être question de préciser quelles maladies mentales relèveraient des services ouverts, mais seulement dans quels cas certains malades mentaux pourraient y être traités. Nous ne pouvons suivre M. Maurice Quentin dans la voie qu'il nous propose et qui consisterait à dresser un double tableau des maladies mentales, portant d'un côté celles qui seraient justiciables des asiles fermés et de l'autre celles qui correspondraient à l'indication des services ouverts. Les malades mentaux en effet ne doivent pas être hospitalisés seulement d'après la nature de l'affection dont ils sont atteints, mais surtout d'après le degré, la forme et le caractère des manifestations de leur affection.

La formule qui à mon avis conviendrait pour les services ouverts serait la suivante :

« Seront reçus dans les services ouverts les seuls malades mentaux qui demanderont ou accepteront d'y être traités. » Les déprimées, les obsédées, les petits anxieux, les amnésiques, tous malades lucides et conscients demanderont à y être traités. Les affaiblis intellectuels sans excitation l'accepteront.

L'expérience que nous offrent les maisons de santé libres justifie entièrement cette façon de voir. En réalité, ne l'oublions pas, ce qui est en question c'est de créer pour la population pauvre ou de situation modeste, ce qui est réalisé déjà pour la classe aisée et riche dans les maisons de santé ouvertes.

Avec cette formule, bien entendu, aucune contrainte, aucune contention, mais open door.

Et c'est ici le moment de s'élever très vivement contre le vœu présenté tout à l'heure par M. le Professeur Claude qui prévoit une administration des biens pour les malades placés dans les services ouverts. Ce serait là un abus intolérable. Ceux qui ont l'expérience des difficultés soulevées par l'intervention de la magistrature dans le souci de protéger les biens des malades, savent combien on pêche à ce point de vue bien plus par excès que par défaut. J'ai entendu un jour un orateur anarchiste soutenir cette thèse que nous nous mourions d'être trop protégés. Sans aller jusque-là, je crois que c'est ici le lieu de rappeler l'adage latin : « *Summum jus, summâ injuriâ.* »

M. le Docteur Paul-Émile Lévy (de Paris).

L'auteur évoque les vives résistances et les scepticismes qu'a rencontrées la thèse de la *cure libre*, lorsque, se basant sur les résultats fournis par l'observation clinique, il l'a émise pour la première fois, il y a près de quinze ans, au Congrès de Genève, en 1908, et l'a défendue, depuis, à maintes reprises.

Ces idées ont cependant fait leur chemin. Elles ont commencé à pénétrer, quoique insuffisamment encore, et à porter leurs applications pratiques. Il ne semblera que juste de rapporter le mérite de cette évolution, si importante pour le traitement des psychopathes, à celui qui en a été le véritable initiateur.

La méthode de cure libre, telle qu'elle est exposée aujourd'hui, n'est pourtant pas complète et reste surtout trop limitée dans sa mise en œuvre. L'auteur doit y ajouter les points suivants :

D'une part, il n'y a pas parité entre l'isolement et la cure libre. L'auteur a établi la supériorité de celle-ci, chaque fois qu'elle est possible, — et elle l'est presque toujours — dans les cas de neurasthénie, phobies, obsessions, psychasthénie, etc., et même, souvent, troubles mentaux à allure calme.

D'un autre côté, il faut s'entendre sur le terme de *cure libre*. Telle qu'elle est décrite, elle est simplement une cure hospitalière, opposée à l'internement. Pour l'auteur, la cure libre doit, autant que possible, être faite *dans le milieu habituel*, autrement dit être *familiale* et *active;* c'est, en tout cas, dans la vie elle-même, si le malade ne peut être traité dans son milieu habituel, que l'*adaptation* peut et doit être faite, parce que c'est ainsi qu'on assure le maximum de chances d'éviter les rechûtes et de réaliser une guérison stable.

En somme, les psychopathes vus dans leur généralité, depuis les aliénés jusqu'aux simples nerveux, peuvent être répartis en trois catégories : les dangereux, les pénibles, les acceptables. Pour les premiers, la solution est évidente : séparation du milieu habituel et de la vie ; pour les derniers, elle ne l'est pas moins : cure libre et familiale. Reste la deuxième catégorie : les pénibles, les difficiles ; pour ceux-ci s'indique la cure hospitalière. Mais ils rentreront de plus en plus dans la troisième catégorie et une bonne partie pourront être traités en cure libre et familiale, à mesure que sera mieux compris le traitement éducateur et plus acceptée et répandue la notion de *curabilité* d'un très grand nombre d'états psychopathiques.

M. le Docteur TRUELLE (Paris).

Sur cette question des « services ouverts », à laquelle je veux seulement faire allusion, bien qu'elle ne soit qu'une partie du très remarquable rapport de M. Courbon, il semble qu'au fond nous soyons, à peu de chose près, tous du même avis.

Envisagé dans son principe, le « traitement libre » de certains psychopathes apparaît non seulement possible, mais encore nécessaire. Je n'ai en vue, ici, que les individus insuffisamment fortunés pour être reçus dans les Maisons de santé privées ouvertes.

La loi de 1838 — à laquelle moins on touchera, mieux cela vaudra — ne pourvoit à l'assistance et au traitement que d'une partie des malades atteints de troubles mentaux. Il en est beaucoup d'autres dont la place n'est pas, n'est pas encore, où n'est plus, à l'asile, et qui ne peuvent être reçus ni dans les hôpitaux pour affections organiques aiguës, ni dans les hospices pour vieillards, infirmes ou incurables. Ainsi, l'assistance aux malades non fortunés, qui est la chose dont une nation civilisée peut s'enorgueillir le plus, ne joue pas en France pour toute une catégorie de malheureux, simplement parce qu'au lieu de souffrir de leur foie, de leur cœur, ou de leurs reins, ils souffrent de leur organe psychique. Chacun sera unanime à reconnaître que remédier à cet état de choses serait un progrès souhaitable.

Voyons l'application.

Ici encore il est un point sur lequel l'accord s'est fait : c'est que l'expression de « petit mental » est rien moins qu'heureuse.

Elle a en particulier ce grave inconvénient de laisser croire au public, et aux autorités qui veulent bien nous consulter, qu'elle est susceptible de désigner une catégorie déterminable de malades. Or, il n'en est rien. On l'a dit et redit. La seule définition que l'on en pourrait donner se ramènerait en somme à cette pétition de principe : « est « petit mental » le psychopathe, pendant le temps où il peut être soigné hors de l'asile. »

Evidemment, si nous répondions par cette formule aux corps élus et aux autorités administratives ou judiciaires qui nous questionnent, nous n'aurions pas grand succès. Et pourtant c'est la seule vraie et la seule compréhensible, à condition de l'interpréter.

Elle signifie en effet :

1° D'abord, qu'un malade capable d'être traité en service ouvert pourra, du jour au lendemain, être justiciable de l'internement à l'asile ; quitte, ultérieurement, à pouvoir de nouveau être traité librement. L'opportunité de l'internement, et corrollairement celle de la cure libre, sont fonction, non de la maladie (en général), mais du malade, des conditions familiales et sociales où il vit, et surtout de la nature de ses réactions. C'est presque un truisme.

2° Ensuite, que cette discrimination des malades à traiter sous l'un ou l'autre des deux régimes, et du moment où l'un ou l'autre doit intervenir, est affaire essentiellement et uniquement médicale, ainsi que vous l'a dit M. le Docteur Claude. Certes, ce sera là chose souvent délicate ; mais on ne voit pas qu'il puisse y avoir de meilleure garantie qu'en laissant cette appréciation exclusivement à des aliénistes de carrière, suffisamment avertis et mûris, auxquels je veux croire que seront confiés les futurs « services ouverts ». Au surplus, ce ne serait qu'une application, plus méthodique, de ce qui se passe journellement pour le placement actuel d'un aliéné dans un asile.

Où et comment peuvent fonctionner ces services ouverts ? Restant toujours dans le domaine des principes — le temps faisant défaut pour développer ici les détails — il apparaît que (quelque nom qu'on leur donne) les clients de ces « services ouverts » n'étant autres que des malades atteints de troubles mentaux, ne sauraient avoir de plus grandes garanties d'une bonne thérapeutique que placés dans des établissements et confiés à un personnel et à des médecins spécialisés dans le traitement des maladies mentales. De cette directive générale découleront les applications particulières, variables sans doute, selon qu'il s'agit des grands centres, comme Paris, ou des villes ordinaires de province.

Quelles seront les conséquences de l'extension de ces pratiques nouvelles ? Pour Paris, notamment, et pour le Département de la Seine, je crois qu'avant de se prononcer il est prudent d'attendre quelques années et de voir ce que donnera le service libre installé à Sainte-Anne et confié à M. le Docteur Toulouse. Il semble bien toutefois que ce serait se leurrer étrangement que de penser qu'on pourra par là diminuer le nombre des aliénés internés. Je suis même convaincu, et beaucoup sont de mon avis, que les « services ouverts », jouant le rôle d'organismes de dépistage, augmenteront au contraire les entrées dans les asiles. Peut-être si ces services prenaient de l'extension, pourrait-on, par contre, en province surtout, y recueillir un certain nombre de malades dont le séjour à l'asile n'est plus absolument indispensable, ce qui équilibrerait la balance ; mais ce qui, selon toute vraisemblance, n'équilibrerait pas le budget.

Maintenant, et ceci nous ramène à l'objet du rapport de M. le Docteur Courbon, quelles mesures y aura-t-il lieu de prendre pour la sauvegarde des droits des psychopathes ainsi traités ? Et est-il besoin de prendre des mesures ? A mon avis, c'est absolument nécessaire. Les malades placés dans les « services ouverts » ne jouissent pas pleinement de leur liberté ; ils seront dans une certaine mesure « isolés » ; ils n'auront pas la possibilité d'aller, de venir et d'agir comme ils l'entendront ; ils ne pourront pas recevoir qui ils voudront et quand ils voudront ; où alors il n'y aurait plus de thérapeutique possible pour eux. A cette carence imposée de leur pouvoir d'action, à cette limitation par autrui de la libre disposition d'eux-mêmes, il faut une contre-partie. Sans doute, dira-t-on, cette situation est voulue et concertée par les malades eux-mêmes ; elle se réalise journellement, de fait, dans les hôpitaux. Non ; il faut être franc et ne pas s'illusionner. Dans les hôpitaux, les restrictions commandées par la discipline de l'établissement ne sauraient être du même ordre et, surtout, elles ont ceci de différent, qu'elles sont toujours très limitées dans le temps. Les psychopathes en cure libre, qu'ils soient dans un établissement public ou dans une maison de santé privée, sont exposés au contraire à être soumis à ce régime restrictif de leur liberté pendant un temps généralement long (des semaines, des mois, voire des années). Et ceci a une grosse importance qui n'échappera à personne. En second lieu, que faut-il sincèrement penser de la valeur du consentement donné par le malade à son maintien dans l'établissement dit « ouvert » ? Certes, il est des cas où cet acquiescement pourra être considéré comme parfaitement valable. Mais combien d'autres où la valeur en sera litigieuse ! Combien d'autres où le malade se dédira et pourra, ultérieurement, avec toutes les chances d'être écouté, arguer de son incompréhension totale ou partielle de l'importance de ce consentement !

Il m'apparaît donc très naturel que certaines autorités s'inquiètent des incidents que pourrait soulever l'extension du traitement des psychopathes en service ouvert et se préoccupent de garanties à établir. Il m'apparaît aussi que nous devons être les premiers à solliciter un contrôle dont aucun médecin consciencieux et avisé ne peut avoir à souffrir. Je me range donc entièrement à l'avis de M. le Docteur Claude lorsqu'il préconise ce contrôle dans la forme qu'il indique.

Une dernière question a été soulevée, celle de la préservation des biens des malades placés dans les services ouverts. Eh bien, ici encore je vois que quelque chose devra être fait. Les biens des personnes placées dans les services hospitaliers, pour être généralement de peu de valeur intrinsèque, n'en ont pas moins pour ceux qui les possèdent autant et souvent plus d'importance que les grosses fortunes des clients des Maisons de Santé privées. Mais je laisse à d'autres le soin de spécifier ce quelque chose.

Je laisse aussi, à de plus compétents, le soin de discuter un à-côté de la question, qui ne manque cependant pas d'intérêt : à savoir, à qui incomberont les charges financières de cette nouvelle méthode d'assistance ? Pas aux départements, semble-t-il, puisqu'il ne s'agit plus d'assistance aux aliénés.

M. Molin de Teyssieu (Bordeaux) estime que les cas d'espèce sont trop nombreux pour qu'il soit possible de codifier ce que la conscience professionnelle déterminera chaque fois. A son avis, il est des aliénés non protestataires et même non dangereux auxquels le médecin a droit et même le devoir de retirer la liberté.

Tels certains pensionnés qui loin d'être une charge pour leur famille sont une source de bénéfices.

M. Abadie (Bordeaux).

La création de services ouverts à l'intérieur des asiles, n'aura pour résultat que d'étendre à un plus grand nombre de malades la fâcheuse réputation dont jouissent aujourd'hui les aliénés. Ce n'est pas en effet la maladie ignorée du public, mais la maison, connue de tous, qui crée la tare.

Le but cherché ne sera donc pas atteint par la mesure préconisée. S'il est véritablement bien établi que des services ouverts qui existent d'ailleurs et fonctionnent à la satisfaction de tous à Paris comme à Bordeaux, doivent être multipliés, c'est dans les hôpitaux généraux qu'il faudrait les créer.

Là seulement le psychopathe, légèrement atteint ou celui pour lequel l'application de la loi de 1838 ne s'impose pas absolument, recevra comme un malade ordinaire atteint d'une affection banale tous les soins que les ressources d'un grand hôpital permettent de lui fournir.

M. Baruk (Angers).

Etant donné la difficulté qu'il y a à définir les petits psychopathes, la nécessité qui vient d'être mise à jour d'organiser un contrôle de ces services et d'assurer l'administration des biens des malades traités dans les services ouverts, M. Baruk se demande s'il n'y a pas lieu de s'en tenir à la loi du 30 juin 1838, en l'interprétant d'une façon rationnelle. Cette loi a prévu dans son titre des placements volontaires, l'assistance et le traitement des malades non dangereux. Pour le placement de ces malades, elle n'exige qu'un certificat médical et une demande de placement, pièces à peu près identiques à celles qui sont nécessaires pour l'entrée dans n'importe quel hôpital.

*
**

M. Courbon maintient ses conclusions tout en affirmant leur valeur provisoire, l'expérience étant seule capable de montrer ce qu'ont de caduc les réformes tentées à l'heure actuelle dans l'assistance aux psychopathes ; il insiste en terminant sur les points suivants :

1°) L'intervention de M. Ley complète heureusement le rapport qui, vu la limitation des pages fixées par le règlement, n'avait pas pu envisager les solutions de la question d'assistance aux psychopathes appliquées à l'étranger.

2°) La discussion a démontré l'impossibilité où l'on se trouve de distinguer l'aliéné à interner du psychopathe à traiter librement, autrement que par le caractère de ses réactions dangereuses pour autrui, ou de sa protestation contre une assistance dont il ne saurait se passer. Essayer de définir l'aliéné par le mécanisme psychologique de sa conduite, ce serait quitter le terrain des faits tangibles pour s'aventurer dans la brousse des interprétations arbitraires et conjecturales, où chacun distinguerait et confondrait ce qu'il voudrait.

Quant au vocable « petits mentaux », il faut l'abandonner, car ne signifiant rien, il pourrait devenir un « grand manteau » susceptible de couvrir toutes les équivoques.

3°) Tout en reconnaissant la dose de vérité contenue dans les réflexions de MM. Charpentier et Delmas sur le nouveau baptême du local où sont traités les psychopathes, il n'y a pas lieu d'y renoncer. La crainte du public pour la folie n'intervient que pour une partie dans l'horreur que lui inspire le terme asile d'aliénés. L'autre partie lui vient des méthodes coercitives et aveugles qu'on y employa si longtemps, et de l'aveu d'impuissance curative qu'était la collocation d'un malade dans ces établissements. C'est ainsi que le mot composé asile d'aliénés avait perdu la douceur de la signification tutélaire de l'éthymologie de son premier terme et privatif, συλαω j'arrache. Les mots, surtout en France, ne sont pas toujours de simples *Flatus vocis*. Il y en a qui tuent, a-t-on dit. On peut donc espérer que celui d'hôpital psychiatrique aidera à guérir.

4°) Comme l'ont bien démontré MM. Truelle et Claude, l'adoption d'un contrôle des services ouverts est rigoureusement opportune, sous peine de courir le risque de voir échouer l'innovation des services ouverts. D'ailleurs, la psychiatrie est une science trop souvent dépourvue des signes physiques d'évidence qui ont les autres branches de la médecine, et de plus, elle est un art qui pose trop constamment le problème de la liberté individuelle et de la sécurité publique, pour que le psychiatre s'offense d'un contrôle, à la condition que celui-ci soit exclusivement médical, sauvegardant à la fois le secret dû au malade et la dignité du médecin traitant, comme il a été indiqué dans le rapport.

L'hypothèse de M. Quentin Bauchart, d'un aliéné venant confier au psychiatre ses impulsions dangereuses, avec l'intention de ne pas suivre ses conseils, est peu vraisemblable. En tous cas, si le médecin jouit déjà d'un tel crédit auprès de l'aliéné, il y a des chances pour qu'il parvienne à l'étendre assez pour le faire consentir au traitement.

5°) MM. Antheaume, Delmas et Charpentier ont raison de dire que parmi les psychopathes des services ouverts, tous n'ont pas besoin d'être protégés dans leurs biens. Mais ainsi qu'y a insisté M. Truelle, quelques-uns d'entre eux doivent l'être. Et c'est pour ceux-là seuls qu'il y a lieu de prendre des mesures qui ne seront pas étendues aux autres, s'il est démontré qu'ils n'en ont pas besoin.

6°) Pour le lieu d'installation des services ouverts, c'est auprès de l'asile qu'il faut le choisir. M. Adam a donné les raisons de ce choix à l'asile dans les départements. Mais l'on peut concéder à M. Abadie que dans les très grandes villes, où ils fonctionnent déjà à l'hôpital, le plus simple est de les y laisser. Comme l'a indiqué M. Baruck, l'hospitalisation à l'asile des psychopathes inoffensifs est envisagée dans l'article 25 de la loi de 1838.

7°) La cure d'un aliéné à domicile, étant en fait presque impossible, on comprend le refus de déclaration, opposé par M. Legrain. Mais proclamer la nécessité de cette déclaration pour les seuls aliénés, c'est souligner devant le public la distinction que l'on s'efforce d'établir entre ceux-ci et les psychopathes simples.

8°) Il est vrai que parfois l'intérêt du psychopathe même non dangereux, ni protestataire, est, dans l'état actuel des choses, d'être interné à l'asile. M. Molin de Teyssieu a raison de l'affirmer. Mais l'appréciation d'une telle opportunité n'est pas de la compétence exclusive du médecin. Il ne faut pas qu'à la faveur de la réforme, en voie de réalisation dans l'assistance aux psychopathes, l'aliéniste s'arroge une importance qui lui serait néfaste à lui-même, avant de l'être à ses malades, quand ce ne serait que par le ridicule dont elle le couvrirait aux yeux du public.

La dictature des psychiatres n'aurait sa raison que dans une société dont le bon sens se serait retiré ; mais alors, les citoyens pour qui elle serait salutaire ne la toléreraient pas. Résignons-nous donc à ne pas plus régner que les philosophes, de l'avènement desquels Platon attendait un sinistre bonheur que la clémence des dieux a jusqu'ici épargné à l'humanité !

COMMUNICATIONS

Démence et Encéphalite Epidémique

par MM. Paul VOIVENEL et Marcel RISER

Ex-Chef de Clinique et Chef de Clinique neurologique à la Faculté de Toulouse

Depuis quatre ans environ, nous avons eu l'occasion d'examiner et de suivre une centaine de malades atteints d'encéphalite épidémique.

La plupart d'entre eux ont présenté pendant ou après la phase aiguë de la maladie, des troubles mentaux de nature, d'intensité et de durée assez variables.

Les plus fréquents de ces troubles mentaux ont été, sans conteste, des bouffées de délire onirique apparaissant dès le début de l'affection et rétrocédant assez rapidement.

Après la période aiguë nous avons très souvent observé chez nos malades deux ordres de troubles psychiques :

a) Un état d'indifférence complète qui n'était ni de l'accoutumance, ni de la résignation ; ces malades, atteints pour la plupart de rigidité parkinsonienne progressive, n'envisageaient pas un avenir meilleur ou pire, toute chose les concernant ou non les trouvait absolument indifférents, aucun d'eux n'a présenté d'idées délirantes, ni de diminution psychique.

b) Un état d'anxiété, véritable psychose d'angoisse, avec idées hypocondriaques, parfois d'indignité caractérisée, d'une durée assez longue, mais sans atteinte du fonds mental.

Chez deux autres malades, nous avons observé l'apparition d'un état schizophénique très net, caractérisé par la conservation de la mémoire, de l'autocritique, du stock d'idées, perte du sens affectif, impulsions et violences, maniérisme, stéréotypies et véritable catatonie.

Nous n'insisterons pas davantage sur ces faits bien connus, mais nous désirons attirer l'attention sur le développement chez deux malades d'un véritable état démentiel global et progressif, sans idées délirantes, et dont le diagnostic causal n'était pas sans difficultés.

1° Observation. — 17 ans, présente en quelques heures un état fébrile avec courbature, diplopie et somnolence, puis surviennent des secousses myocloniques généralisées, à la face et aux membres. Cet état dure un mois environ ; tout paraît rentrer dans l'ordre, mais le malade devient maladroit et rigide, et le syndrome parkinsonnien apparaît sans tremblement. Progressivement, en un an, l'état mental se transforme ; ce jeune homme qui était intelligent jusque-là devient indifférent à tout ; la lenteur de tous les processus psychiques est manifeste ; la perte globale des souvenirs s'accentue de mois en mois, l'autocritique est très diminuée ; gloutonnerie, gâteux par instants ; pas d'idées délirantes, pas de négativisme, ni de stéréotypies, pas de catatonie : dysarthrie légère, pupilles normales. La déchéance mentale s'accentue et un an après la maladie, ce jeune homme se présentait comme un imbécile.

2° Observation. — Femme de 36 ans, sans antécédents pathologiques. Atteinte d'encéphalite en février 1919 (somnolence, fièvre, diplopie et paralysie des mouvements associés des globes) ; pas de confusion mentale. Tout semble rentrer dans l'ordre deux mois après.

En juillet 1919 l'entourage remarque une diminution de la mémoire et de l'affectivité : en même temps apparaît un état parkinsonnien très net avec hémitremblement. En mars 1920, l'état démentiel est accusé : la malade s'amuse puérilement ; elle ne s'inquiète ni de son état présent, ni de son avenir, elle est euphorique, satisfaite de tout et de tous ; les relations les plus simples de cause à effet lui échappent, les facultés de comparaison et de généralisation sont nulles, et cependant elle fait effort pour comprendre et répondre ; pas d'idées délirantes, pas de stéréotypies, pas de négativisme ; dysarthrie légère, la langue est instable, les pupilles égales réagissent lentement à la lumière et tiennent mal.

La R. W. du sang est négative. Le L. C. R. est normal (R. W. et Benjoin négatives, 0. 30 d'albumine, 1, 2 lymphocytes.

En février 1922, même état, gâtisme. Une seconde ponction montre un liquide normal.

Ces deux cas sont superposables ; chez ces deux malades on a vu apparaître peu de temps après la période aiguë de l'encéphalite, et en même temps qu'un syndrome parkinsonnien, un état démentiel global, progressif, sans délire. Il s'agit bien dans les deux cas d'une véritable diminution psychique et non d'un simple état d'indifférence semblable à celui dont nous avons parlé tout à l'heure, véritable " ralentissement des processus d'idéation, paresse dans l'expression des sentiments " (Claude). Il semble possible d'attribuer à l'encéphalite cet affaiblissement psychique après avoir toutefois éliminé :

La P. G. qui s'accompagne d'un syndrome humoral caractéristique ;

La démence épileptique (ces malades n'étaient pas des comitiaux) ;

La D. P. à forme hébéphrénique simple, mais qui, d'emblée, ne présente pas cette forme de démence globale ;

La démence des encéphalopathies toxiques chroniques dont les deux malades n'ont aucun des autres symptômes ;

Un état confusionnel prolongé sans idées délirantes postoniriques ; il est d'ailleurs possible que le fossé entre un état confusionnel prolongé et la démence soit bien peu profond ; cependant, notons qu'aucun des deux malades dont nous rapportons l'histoire, n'a présenté de symptômes confusionnels pendant la période aiguë de l'encéphalite et c'est peut-être là un élément important de diagnostic.

Nous voyons donc que le diagnostic de démence post-encéphalitique demande de sérieuses garanties ; l'étude attentive de la période initiale de la maladie, l'examen complet tant au point de vue humoral que somatique et psychique, l'assurance d'une complète intégrité intellectuelle antérieure, l'évolution progressive d'une démence globale qu'on ne saurait rattacher à une autre cause, constituent les éléments essentiels de ce diagnostic délicat.

Comment expliquer anatomiquement le développement de cette démence ? Les lésions cellulaires dégénératrices sont surtout importantes dans les noyaux gris du mésocéphale et dans le locus niger ; mais on les a également rencontrées dans la substance grise corticale ; à vrai dire, les protocoles anatomiques signalent surtout au niveau du manteau des lésions vasculo-périvasculaires, mais ce fait suffit à montrer que le virus peut atteindre le cortex ; exceptionnellement il pourra déterminer à cet endroit des lésions dégénératrices intenses, diffuses, et partant un état démentiel.

De plus, nous savons que l'évolution de la maladie, après la bruyante période du début, se fait à bas bruit au niveau du mésocéphale (syndromes parkinsonniens survenant deux à trois ans après la période d'invasion) ; il n'est donc pas étonnant que le syndrome démentiel se développe plus ou moins tardivement, lui aussi.

Il est à peine besoin d'ajouter que le pronostic de ces états démentiels apparaît comme très grave d'autant que tous les traitements sont demeurés sans effet, chez ces deux malades qui font l'objet de cette communication.

L'Etat mental des Bradykinétiques encéphalitiques

Par MM. les Docteurs VERGER et HESNARD (de Bordeaux)

Très spécial et indépendant de tout symptôme de psychose (confusion, délire, etc.), il consiste avant tout dans un arrêt plus ou moins complet du *courant de la pensée*.

En dehors des symptômes apparents d'ordre moteur, mieux connus — immobilité figée, inexpressivité du masque, lenteur des mouvements — lesquels exigent de la part du malade, conscient de son trouble, un effort volontaire soutenu, le malade éprouve une difficulté particulière à penser. Véritable statue vivante, il est dépourvu d'activité psychique intérieure. L'attention volontaire, dès qu'on aborde les tests un peu complexes, reste en panne; l'attention spontanée ne s'éveille pas comme normalement aux choses ambiantes. Fait capital, toute réflexion exige, comme tout acte musculaire, un effort pénible : il est obligé de *vouloir sa pensée*, laquelle ne peut plus s'exercer dans la liberté de l'automatisme quotidien. Enfin il est apathique affectivement, se désintéresse de ses affaires, de sa famille et de son milieu, cesse bientôt de s'affliger de son état lamentable, et cette *bradythymie* devient de l'indifférence absolue non par altération primitive de l'affectivité mais par impuissance psychique et répugnance à un effort trop répété.

On observe tous les degrés, depuis la simple *viscosité psychomotrice* jusqu'à la *stupeur lucide*, laquelle peut aboutir avec le temps à un *affaiblissement démentiel* particulier (Démence figée).

Tout cela tend à démontrer :

1° Au point de vue *psychologique*, l'importance du substratum moteur de la pensée et celle de l'automatisme conscient, lequel restreint le rôle propre de la volonté à quelques décisions suprêmes au cours de l'activité ordinaire ;

2° Au point de vue de la *physiopathologie* de l'état figé encéphalitique, que le trouble essentiel est, non une hyperactivité de certaines fonctions motrices, mais un *déficit* des automatismes complexes avec suppléance souvent défaillante de la volonté.

Tétanos tardif réveillé ou Encéphalite épidémique

Par M. P. BEAUSSART

Médecin de l'Asile de la Charité-sur-Loire

C'est une observation où les deux diagnostics précités ont été successivement portés, le deuxième rectifiant l'autre, que je me propose de vous relater.

En août 1920, j'ai eu à expertiser un *blessé de guerre* atteint d'invalidités d'ordre chirurgical : fracture non ouverte mais comminutive de la partie moyenne de l'humérus droit par choc à plat d'un éclat d'obus, le 27 mai 1917 ; ouverture chirurgicale du foyer le lendemain. Bonne consolidation postérieure avec amyotropie des muscles scapulaires et brachiaux. En plus, il a également été atteint le 27 mai 1917 d'une plaie pénétrante borgne, rétroclaviculaire droite, par éclat d'obus ; un éclat lui aurait été enlevé à cette époque, près de l'orifice d'entrée. Une cicatrice actuelle déprimée et arrondie au niveau du dit orifice. Enfin, sclérose pleuro-pulmonaire du sommet droit post-traumatique, et sans caractères bactériologiques et cliniques tuberculeux.

Outre ces reliquats traumatiques, l'intéressé invoquait un fait nouveau aggravant son état médico-chirurgical et découlant directement de ce dernier : un *tétanos* qui s'était déclaré au mois de janvier 1920, qui avait nécessité une sérothérapie intensive (près de deux litres) et qui n'avait cédé — comme l'attestait le certificat du chirurgien traitant — qu'après *l'ablation d'un petit éclat d'obus,* repéré radioscopiquement et enlevé près du bord interne de l'omoplate droite, éclat ayant pénétré par la plaie rétroclaviculaire ci-dessus signalée.

Au moment de l'expertise, le blessé ne présentait aucune séquelle des accidents tétaniques invoqués si ce n'est une brusquerie des réflexes tendineux des 4 membres surtout à gauche. Ce seul symptôme neurologique n'avait pas été jugé d'une gravité suffisante pour permettre une estimation spéciale au moins égale au taux minimum pensionnable, d'autant plus que l'ensemble symptomatique qui avait permis le diagnostic était disparu depuis près de 3 mois, laissant supposer un retour à l'état normal presque intégral.

En juillet 1922, le malade m'est adressé par son chirurgien traitant pour avis médical. Voici dans quel état il se présente :

Troubles prononcés de l'élocution : saute des syllabes, a de la difficulté pour énoncer les dentales et principalement la lettre R.

Affaissement de la partie gauche de la lèvre inférieure surtout visible dans les mouvements d'ouverture au maximum de la bouche ; secousses fibrillaires à cette occasion et aussi à l'état de repos, occupant toute la partie gauche du menton. Déviation de la pointe de la langue à droite lorsque cette dernière est projetée hors de la bouche ; tremblements en masse et secousses fibrillaires surtout dans l'hémi-langue gauche. Voix un peu nasonnée, mais rien d'anormal au voile du palais. Accuse par moments de la gêne de la déglutition ; pas de salivation anormale. Expression générale du faciès légèrement atone. Pas de troubles pupillaires.

Ne paraît pas avoir d'atrophie au membre supérieur gauche (blessure du membre supérieur droit empêchant la comparaison) ; toutefois, donne 30 à la pression manométrique à gauche, pour 45 à droite (côté blessé). Réflexes tendineux très brusques aux 2 membres supérieurs avec accentuation marquée à gauche. Secousses fibrillaires, surtout à l'épaule gauche et au bras. Tremblements menus des mains, surtout à gauche, plus accusés dans les mouvements intentionnels. Soubresauts passagers dans le membre supérieur gauche.

Réflexes tendineux brusques aux 2 membres inférieurs, sans différences à droite et à gauche ; pas d'amyotrophie ; pas de Babinski, pas de clonus.

Aucun trouble de la sensibilité objective dans ses différents modes ; quelques troubles de la sensibilité subjective (crampes dans les mollets, la paroi abdominale...).

Réflexe oculo-cardiaque : 80 pulsations à la minute sans et avec compression oculaire.

Le malade accuse d'autres troubles neurologiques survenus en septembre 1921 et consistant en une déviation consciente mais involontaire et invincible des globes oculaires, en dehors à droite et en haut avec accompagnement de céphalées, de titubation, de sensation de dérobement des jambes et d'attraction de tout le corps vers la droite ; il marche alors de biais et se heurte aux obstacles qu'il rencontre ; pas de vomissements ; pas d'émission d'urine (a uriné 2 fois au lit depuis 1 an) ; légère hébétude avec aphasie motrice transitoire. Ces phénomènes dureraient de une demi-heure à 2 heures ; le plus long laps de temps pendant lequel ils ne surviendraient pas serait de 3 ou 4 jours (symptômes épileptiformes Jacksonniens).

État de fatigue cérébrale s'exacerbant sous les influences minimes et caractérisé par de la diminution de l'attention volontaire et de la capacité d'effort et de travail, par de la fatigabilité objective et subjective et par de la diminution de la mémoire. Insomnies tenaces, nuits agitées avec rêves, cauchemars, soubresauts des membres.

Cet ensemble clinique est assez symptomatique pour qu'on puisse l'attribuer à *l'encéphalite épidémique,* mais alors on est amené à en faire remonter le début à janvier 1920 (épidémie en cours) et partant à discuter le précédent diagnostic de tétanos secondaire et lent tardivement réveillé. Les accidents ont éclos brusquement le 9 janvier 1920, par des céphalées, de menus tremblements à la main et des secouses dans le bras, à gauche, se propageant au bout de 2 jours au côté droit mais restant prédominants à gauche. Le malade a été sujet à des insomnies rebelles, en proie à des rêves et à des cauchemars ; une nuit, il s'est enfui de chez lui, sous cette influence. C'est le 23 janvier que le chirurgien consulté a posé le diagnostic du tétanos en raison des antécédents traumatiques du malade et d'un ensemble de nouveaux signes cliniques (secousses myocloniques des 4 membres, prédominance à l'abdomen, dysarthrie, léger trismus), une sérothérapie antitétanique intensive ayant été instituée sans résultats appréciables ; c'est à l'extraction, fin février, du projectile jusque là ignoré et repéré radioscopiquement qu'il a été procédé pour mettre un terme aux accidents neurologiques. Effectivement, ils se sont rapidement améliorés après l'intervention paraissant donner ainsi, sur le moment, la confirmation du diagnostic posé. Toutefois, le malade n'était pas revenu à un état d'équilibre nerveux parfait puisqu'en août de la même année, il présentait encore de la brusquerie de sa réflectivité tendineuse et que, peu après, les symptômes du début s'installaient à nouveau, avec la même modalité, pour aboutir au tableau actuel, venant infirmer, du fait de cette reviviscence, l'hypothèse de tétanos qui sans elle aurait pu paraître plausible (1).

Les formes lentes et à longue échéance du tétanos sont connues. Au Congrès de Médecine de 1907, par exemple, Achard en a rapporté l'observation d'un cas où les spores tétaniques amenées par une aiguille, implantée dans le main et supportée pendant 3 ans, se sont développées quelques jours après qu'on eut enlevé le corps étranger ; 6 semaines, après l'éclosion de ce tétanos tardif, existaient encore des contractures dans le membre blessé.

Il est classique en effet que dans les formes dites à tort chroniques puisque de durée ne dépassant pas en général 2 à 3 mois, le pronostic soit de beaucoup moins grave que dans les formes aiguës et qu'il s'agisse après une phase de généralisation, d'atteintes locales. Ces données qui auraient pu s'appliquer à la première phase de l'affection du cas actuel ne sont plus en concordance avec les faits d'évolution ultérieure ; toute cause étiologique étant supprimée et le retour à une intégrité physique satisfaisante étant établi, il n'est pas possible qu'avec le tétanos une reviviscence survienne quelques mois après et parvienne à produire des accidents aussi accusés et d'aussi longue durée (2 ans). Il s'agit donc d'un autre virus et en l'espèce de celui de l'encéphalite épidémique.

D'un autre côté, il est avéré, pour que des tétanos de l'espèce de celui qui est envisagé plus haut fassent éclosion, que les spores latentes soient libérées de la coque qui isole le corps étranger. Or, ce n'est guère qu'un violent trauma local et le plus souvent une intervention chirurgicale qui jouent ce rôle libérant à l'égard des spores, ce qui n'est pas le cas ici puisque l'acte opératoire a été postérieur à l'éclosion des accidents neurologiques. Il est vrai qu'ayant cherché l'explication du fait, le chirurgien avait pu retenir l'élément traumatisant sous forme d'une fatigue physique locale excessive subie par le blessé les jours précédents (mouvements forcés de l'épaule droite pour scier et fendre du bois).

---

(1) Je signale à titre documentaire une observation de A. CHARPENTIER (*Revue neurologique, 1917, II. P. 295)* qui paraît se rapprocher de la mienne sur certains points Tétanos dit chronique survenu spontanément en mars 1917 ; dépression en juin ; rechute en octobre ; guérison au moment de la publication en décembre, après sérothérapie « tétanos chronique ou état tétanoïde sous l'influence de toxines analogues à celles du tétanos vrai ? ».

Tels que se présentent les symptômes actuels, il y aurait donc, en cas de tétanos, association de tétanos généralisé, de tétanos céphalique et même de tétanos cérébral, alors qu'ordinairement, avec une évolution lente, il s'agit, en fin de maladie, de phénomènes locaux progressivement décroisssants.

L'examen récent du liquide céphalo-rachidien fournit des données que l'on trouve dans l'encéphalite et non dans le tétanos (hyperalbuminose, quelques rares lymphocytes, sucre 0.70).

L'on admettra que, dans ce cas, avec les antécédents traumatiques du malade, avec l'évolution d'une forme particulière d'encéphalite de notion non encore généralisée au début de 1920, sans léthargie et sans troubles oculaires, le diagnostic ait pu errer, d'autant plus qu'une rémission coïncidant avec une thérapeutique antitétanique avait pu corroborer le premier diagnostic. Actuellement, la rectification était des plus aisées grâce à l'épreuve du temps et à la cause d'erreur possible (tétanos) éliminée du fait du chirurgien.

Des vues de Laennec sur les causes prédisposantes et le traitement de la Folie

par M. le Docteur LAGRIFFE (de Quimper)

Il me semble qu'il ne serait pas convenable que dans une des séances de travail du premier congrès médical qui se tienne à Quimper, le nom de Laennec ne soit pas prononcé et que son souvenir ne soit pas évoqué. Une telle inconvenance serait d'autant moins pardonnable que rien de ce qui est médical ne fût étranger au grand clinicien breton et que l'aliénation mentale, elle-même, a pu, quelquefois, retenir son attention. Ce n'est pas parce qu'il fut, comme tous les étudiants de son temps, je ne dirai pas l'élève, mais l'auditeur de Pinel qui figura, même, dans son jury de thèse, en remplacement de Chaussier, mais parce qu'il était observateur et curieux de toute chose. C'est un autre penseur, breton comme lui, qui donna à Laennec l'occasion de dire ce qu'il pensait sur certaines causes prédisposantes de la folie et sur son traitement. M. le Dr Rouxeau, dans le livre définitif qu'il a consacré à l'inventeur de l'auscultation médiate, n'a pu préciser l'époque où La Mennais et lui se rencontrèrent ; en tout cas, en 1814, La Mennais chargeait un prêtre de Saint-Sulpice de régler à Laennec une note d'honoraires. En 1820, lorsque parût ce tome II de l'*Essai sur l'indifférence en matière de religion*, qui fit tant de bruit et dans la préface duquel La Mennais émettait cette opinion que la folie est plus fréquente dans les pays et aux époques où, par affaiblissement du principe d'autorité, les esprits sont moins défendus contre eux-mêmes, Laennec adressa à l'auteur une note approbative dont La Mennais fut très flatté. Il montra le cas qu'il faisait de l'opinion de son illustre compatriote en insérant cette note dans la seconde édition de son livre ; vous la retrouverez dans toutes les éditions postérieures et vous pourrez la lire à la page LIX de la préface du tome II des œuvres complètes de 1836-1837. « Nier le témoignage général, dit La Mennais, lui préférer sa raison particulière, est le caractère propre de la folie » ; ceci pourrait parfaitement s'appliquer au caractère paranoïaque ; c'est pour appuyer cette proposition que Laennec adressa à La Mennais la curieuse note dont je vous demande la permission de vous lire des passages et qui contient en germe ces principes qui aboutirent à la regrettable douche de Leuret : « L'insuffisance de tous les moyens tirés de l'hygiène et de la thérapeutique pour la guérison de la folie est depuis longtemps reconnue des médecins. La saignée, les vomitifs, les purgatifs, les bains, les douches font bien quelquefois cesser des accidents purement physiques... Mais ces remèdes ne produisent que bien rarement une amélioration réelle dans les fonctions de l'intelligence... Le moyen principal est...le traitement moral... contraindre le malade par un juste mélange de fermeté et de persuasion à reconnaître l'autorité, à lui soumettre ses actions, sa volonté et son propre jugement. Lorsque ce dernier point est obtenu, le malade agit et raisonne comme un vrai homme ; il est guéri. Les moyens... sont de séparer le malade de toutes les personnes qu'il connaît et particulièrement de celles auxquelles il est habitué à commander ; de ne le contrarier jamais en lui parlant le langage de la raison, sans lui présenter en même temps l'appareil d'une force physique à laquelle il ne puisse espérer de résister. Ainsi, à un fou furieux qui refuse d'entrer dans sa loge, ou qui s'est armé pour en défendre l'entrée, on envoie dix domestiques : si on ne lui opposait que deux ou trois... il essaierait de leur résister... mais dès qu'il voit une force tout à fait supérieure, il se rend. Il apprend ainsi, peu à peu, à reconnaître la supériorité physique, et, de là, il est conduit à reconnaître la supériorité morale. Il obéit d'abord dans ses actes ; il finit par soumettre son jugement. C'est dans ce dernier point que consiste la plus grande difficulté du traitement... d'autant plus que le malade est naturellement plus impérieux ou plus indépendant. Il est d'expérience que les hommes les plus exposés à l'aliénation mentale, et les plus difficiles à guérir, sont les célibataires... qui vivent dans une grande indépendance de l'autorité et même des idées d'autrui, et les hommes habitués au commandement. Personne n'est plus difficile à guérir qu'un officier général et surtout qu'un capitaine de navire. On sait que l'autorité de ce dernier est plus despotique que celle du potentat le plus absolu ».

Voilà ce que l'on trouve dans l'*Essai sur l'indifférence en matière de religion*, qui est de Laennec, qui n'est pas signé et qui ne figure pas, heureusement, dans ses œuvres complètes. Cette thérapeutique où l'on retrouve un mélange bizarre de psychothérapie et de « refoulement » montre que Pinel n'avait pas brisé toutes les chaînes. Il est assez paradoxal d'en voir faire état par cet inquiet et cet orgueilleux que fut Félicité-Robert de La Mennais, sur les suggestions d'un des plus illustres protagonistes de l'anatomie pathologique.

Valeur séméiologique de la Réaction du Benjoin colloïdal en Neuro-Psychiatrie

Par MM. Paul VOIVENEL et Marcel RISER (de Toulouse)

La réaction du benjoin colloïdal de Guillain, Guy Laroche et Léchelle, peut, dans quelques cas, imposer un diagnostic de syphilis du névraxe, alors que la R. W. est négative et demeure telle à plusieurs reprises. Ces faits ne sont pas très rares ; aussi convient-il d'en faire connaître quelques exemples démonstratifs qui soulignent la haute valeur séméiologique de la réaction de Guillain.

Nous résumerons deux cas de méningite syphilitique avec réaction du benjoin positive, qui ont été considérées comme des méningites tuberculeuses parce que la R. W. était négative dans le L. C. R.

1° Observation. — Mlle M..., 24 ans, nie la syphilis ; à 23 ans pleurésie sérofibrineuse qui a duré quatre mois. En décembre 1922, céphalée persistante, insomnie, amaigrissement, température progressivement et lentement ascendante pendant une quinzaine; puis ptosis droit et enfin léger ictus suivi d'hémiparésie droite avec dysarthrie; la nuque est alors raide, photophobie; pupilles inégales, par mydriase droite, réagissent à la lumière; hypéresthésie diffuse; 1er examen du L. C. R. : albumine 1 gr. ; 10 lymphocytes; benjoin type syphilitique 1111, R. W. négative avec 1 cc. de liquide par tube, chlorures 7 gr. On fait deux fois à cinq jours d'intervalle 0 g. 60 néo. Amélioration fonctionnelle dès la seconde injection ; 2° ponction lombaire 5 jours après la seconde injection de néo : albumine 1 gr., lymphocytes 2, benjoin 0111 ; R. W. retard de l'hémolyse. On injecte alors 2 fois 0 g. 75 de néo. Disparition totale de l'hémiparésie et de la dysarthrie, de la céphalée. Après 6 injections de 0 g. 75 guérison clinique, mais l'inégalité pupillaire demeure.

2° Observation. — Lév..., 35 ans, nie la syphilis, pas d'antécédents pathologiques. Le 10 avril 1922, présente une céphalée très vive, sans fièvre, avec constipation et douleurs prandiales; rien à signaler par ailleurs; jusqu'au 20 avril la céphalée augmente d'intensité; le malade souffre continuellement, ni température, ni vomissements, ni photophobie, ni troubles sensitifs: 1re ponction lombaire: albumine 3 gr., 8 lymphocytes et 7 plasmazellen. Benjoin positif type syphilitique: 11122220000. R. W. nettement négative. — 20 avril: 0 g. 12 sulfar. 0 g. 30 le 28 avril. 0 g. 60 le 1er, le 5 et le 10 mai. Cependant la céphalée persiste, la pupille gauche devient paresseuse à la lumière et en quelques heures survient une diplopie par paralysie de la 6e paire gauche (10 mai). On ponctionne à nouveau, à ce moment, le malade: albumine 4 gr., 9 lymphocytes, benjoin positif type 2: 2222222000. La céphalée persiste, l'amaigrissement est appréciable, légère obnubilation. Un maître éminent appelé auprès du malade rejette l'hypothèse de méningite syphilitique parce que la R. W. est — et porte le diagnostic de méningite tuberculeuse.

3° Ponction le 22 mai: albumine 3 gr.; lymphocytes 15; plasmazellen 15, Nonne +. Chlorures 7 g. 50, sucre normal. Benjoin positif faible. R. W. faite dans deux laboratoires: positive nette. Ajoutons que l'inoculation au cobaye n'a pas tuberculisé cet animal au bout de deux mois.

Les 24 et 28 mai, 0 g. 60 sulfar.; chaque jour KI et benzoate Hg. La céphalée et l'obnubilation sont nettement diminuées; nous perdons le malade de vue (Montpellier).

Bien qu'ici le traitement n'ait pas exercé une action décisive et rapide, le diagnostic de méningite syphilitique s'impose.

En résumé, au cours de méningites syphilitiques authentiques, la réaction de Guillain peut être nettement positive, alors que la R. W. est et demeure négative pendant un certain temps. Dans ces conditions, lorsqu'auront été éliminées les causes d'erreur bien connues de la réaction colloïdale (hémoglobine dissoute, liquide xanthochromiques), on accordera à cette réaction la haute valeur diagnostique à laquelle elle peut légitimement prendre.

De la Valeur et de l'Importance en Clinique mentale de la Réaction du Benjoin colloïdal

par M. le Docteur LAGRIFFE (de Quimper)

La communication faite, récemment, au 1er Congrès des dermatologistes et syphiligraphes de langue française, par MM. L. Spillmann, Aubry, Hamel et Lasseur (de Nancy) me fait un devoir d'apporter à la méthode de MM. Guillain, Guy-Laroche et Léchelle un témoignage dont ils n'ont certes pas besoin mais qui ne m'en paraît pas moins nécessaire : il a pour but d'encourager nos confrères neuro-psychiatres à pratiquer une recherche qui est à la fois simple et utile.

M. Guy-Laroche, répondant aux objections faites par MM. Spillmann, Aubry, Hamel et Lasseur, a montré que ces auteurs ont modifié la méthode en plaçant leurs tubes à hémolyse dans l'étuve à 37° au lieu de les laisser à la température du laboratoire. Ceci est un point, mais peut-être sans importance. Les recherches que j'ai instituées, depuis le commencement du mois de juillet, ont montré qu'à 18-19° (température de mon laboratoire) ou à 37° (étuve) les résultats de la réaction ont été, pour moi, concordants. Mais, il y a d'autres éléments dont il faut tenir compte dans l'appréciation de ce procédé d'investigation ; le plus important est que les différents échantillons de benjoin ont une valeur si différente qu'il est impossible de standardiser la solution mère. La réaction qui a donné des résultats satisfaisants à Brest, entre les mains de M. le Dr Marcandier, bactériologue de la Marine, à l'Asile de Quimper, entre mes mains, a dû être abandonné à l'Hôpital de la Marine de Toulon où, malgré toutes les précautions, elle n'a pas réussi. Or, ces différences tiennent certainement au benjoin. Lors de mes premières recherches, au début de 1921, je me suis servi, au mépris des recommandations de MM. Guillain, Guy-Laroche et Léchelle, de la teinture du benjoin du codex dédoublée. Plus tard et après un très grand nombre d'essais satisfaisants j'ai voulu opérer en respectant scrupuleusement la méthode originale : la solution alcoolique de benjoin faite selon les règles m'a donné de mauvais résultats ; j'ai dû revenir à la teinture dédoublée dont je me suis toujours bien trouvé. Par conséquent, quelques échecs ne sauraient condamner la méthode ; comme dans toutes les recherches de laboratoire, il faut tâtonner et ne pas se rebuter aux premiers essais infructueux.

La méthode du benjoin colloïdal semble avoir, d'ailleurs, une portée générale, au point de vue colloïde ; l'émulsion de teinture de girofle nous a donné des résultats intéressants, quoique plus lents : peut-être parviendra-t-on à substituer au benjoin d'autres subtances plus stables, de composition plus fixe qui éviteront les insuccès signalés par quelques-uns.

Dans tous les cas, telle qu'elle est fixée, aujourd'hui, la méthode de MM. Guillain, Guy-Laroche et Léchelle a une importance clinique considérable, mais, il faut insister sur ce point, encore purement clinique : comme l'ont fait remarquer les auteurs, la réaction est en relation avec les lésions évolutives de la syphilis et non avec les conséquences lointaines de ces lésions. La réaction permet donc de commander le traitement et c'est pourquoi nous disons qu'elle est clinique.

Nos examens personnels ont porté sur quatre-vingts cas pour lesquels la réaction de Wassermann avait presque toujours été pratiquée soit à l'Hôpital civil de Brest, soit à l'Hôpital de la Marine. Or, toutes les fois que le W a été positif, la réaction du benjoin a été, elle aussi, positive ; cette dernière a été positive aussi dans un certain nombre de cas où, le W étant négatif, la spécificité devait être soupçonnée. D'un autre côté, la forme de la réaction a toujours été en parfait accord, non seulement avec les résultats de l'examen cytologique, de la recherche de l'albumine, mais encore avec la clinique : la syphilis du névraxe et la paralysie générale, dont le pronostic est si différent, ne donnent pas la même formule.

Je ne veux pas entrer dans le détail de toutes ces recherches pour ne pas vous faire perdre votre temps. Le but de cette courte note est uniquement de contribuer, après tant d'autres, à affirmer que la réaction du benjoin colloïdal est une recherche nécessaire, aussi nécessaire en clinique que l'examen des urines, non seulement parce qu'elle renseigne sur le pronostic, mais encore parce qu'elle commande le traitement : son caractère positif dans la zone dite syphilitique des tubes à hémolyse indique la nécessité d'un essai de traitement spécifique, si prudent soit-il.

Sur les Disproportions entre les Moitiés supérieure et inférieure du Corps (Paratrophies)

par Henry MEIGE

(*COMMUNICATION AVEC PROJECTIONS*)

La dysharmonie entre les moitiés supérieure et inférieure du corps peut être causée par des différences dans le développement de l'un quelconque des tissus constitutifs :

LES OS ; LES MUSCLES ; LA PEAU ; LA GRAISSE ;

quelquefois tous ces tissus coopèrent ensemble à la disproportion.

Os. — Rarement les anomalies osseuses sont seules en cause. Il est d'ailleurs assez malaisé de les contrôler sur le vivant. Une radiographie du squelette entier n'est guère pratiquable et les proportions respectives normales des os sont encore mal établies. Tandis qu'il est facile de constater une brachymélie, une hemimélie, et d'une façon générale un défaut de proportion entre les segments osseux d'un même membre ou de deux membres symétriques, on éprouve beaucoup plus d'hésitation à reconnaître si l'humérus est proportionné au fémur, le cubitus au tibia. Nul doute cependant que chez certains sujets, et en dehors de tout accident pathologique, l'ossature de la moitié supérieure du corps soit proportionnellement moins développée que celle de la moitié inférieure.

Muscles. — La disproportion entre les moitiés supérieure et inférieure du corps peut aussi dépendre d'une différence dans le développement des masses musculaires, la charpente osseuse restant, elle, bien proportionnée.

En pathologie, les localisations thoraciques et scapulo-humérales de la dystrophie musculaire réalisent la dysharmonie que nous avons vue ; mais l'exemple le plus typique est fourni par la forme connue sous le nom de *paralysie pseudo-hypertrophique*. Ici, au-dessous d'un torse grêle portant des bras amaigris, on voit un arrière-train d'apparence herculéenne, des cuisses et des mollets énormes. Exubérance trompeuse, car ces reliefs puissants appartiennent à des muscles excessivement débiles, très pauvres en fibres contractiles ; la graisse et le tissu conjectif, inertes, font presque tous les frais de ce modèle redondant.

Ce qui caractérise ce type morphologique c'est que *la répartition de l'hypertrophie ne correspond pas à celle du pannicule adipeux, mais bien à celle des masses musculaires* (1).

En dehors de ces formes pathologiques, il existe une conformation corporelle, fréquente surtout chez les enfants et les adolescents, et qui persiste même à l'âge adulte, où l'on voit un torse et des bras graciles surplomber des membres inférieurs fortement développés et vigoureusement musclés, entourés du pannicule adipeux normal, lequel fait défaut dans la moitié supérieure du corps. L'avant-train et l'arrière-train paraissent appartenir à deux individus différents. Le contraste est encore accentué par la coloration de la peau et le développement des poils, celle-là plus foncée, ceux-ci plus drus dans la moitié inférieure, en opposition avec la paleur et glabréité de la moitié supérieure.

Peau et Tissu cellulaire sous-cutané. — Les modifications de la peau et du tissu cellulaire sous-cutané donnent également lieu à des disproportions saisissantes.

La *Sclérodermie* réalise des diminutions de volume qui portent principalement sur le visage et le cou ; il est rare que tout le thorax soit atteint.

Mais dans le *trophœdème*, ou l'infiltration œdémateuse des membres inférieurs remonte parfois jusqu'au bassin, tandis que le haut du corps conserve un volume normal, la disproportion peut être considérable. Ici, l'hypertrophie du train postérieur est globale ; elle ne s'accentue pas spécialement sur les reliefs musculaires ni sur les régions où siègent habituellement les coussinets graisseux. Les membres inférieurs tout entiers sont partout enveloppés par l'œdème blanc, dur et indépressible. A vrai dire, le trophœdème est souvent unilatéral, ou en tout cas plus développé sur un membre que sur le membre opposé.

---

(1) H. Meige. *Soc. de Neurologie*, 11 Juillet 1912.

Graisse. — Les disproportions d'origine graisseuse jouent un rôle particulièrement important en morphologie humaine.

Le développement excessif du pannicule adipeux et des localisations graisseuses sous-jacentes peut porter sur la totalité du corps, y compris la face. Chacun a vu ces obésités, parfois monstrueuses, qui submergent l'individu tout entier.

D'autres fois, certaines régions sont respectées par l'adipose. C'est ainsi que, dans *la maladie de Dercum*, la face et les mains demeurent normales, ou peu s'en faut, tandis que le torse, les bras, le bassin, les membres inférieurs sont capitonnés de bourrelets graisseux auxquels se surajoutent encore des masses lipomateuses, parfois douloureuses.

Beaucoup plus curieuses sont les anomalies du développement du tissu graisseux proprement dit qui, par sa parcimonie dans la partie supérieure du corps et son exubérance dans la partie inférieure, engendre un type morphologique d'une discordance saisissante.

Ce type est réalisé en pathologie par une affection récemment décrite sous le nom de *lipodystrophie progressive.*

La dénomination et la description de la *lipodystrophie progressive* sont dues à Simons (1) et datent de 1911. Auparavant, Barraquer (de Barcelone) avait publié en 1906 un cas caractéristique. Et l'année suivante (1907) Christiansen (de Copenhague) en avait montré un exemple à la Société de Neurologie de Copenhague. En France, en 1909, Pic et Gardère (de Lyon) (2) faisaient connaître l'existence d'une « atrophie généralisée de la face et de la région sus-ombilicale du corps avec pseudo-hypertrophie de la région pelvienne et des membres inférieurs » ; c'était proprement le syndrome que devait baptiser Simons peu de temps après, en coordonnant ces observations avec les siennes. En 1912 à la Société de Neurologie de Paris, Laignel-Lavastine et Viard (3) ont présenté un nouveau cas, mais les auteurs n'ayant pas encore eu connaissance du travail de Simons, intitulèrent leur communication : « adipose localisée ou trophœdème ». Christian-

---

(1) Simons. *Zeitchr. f. ges. Neurol. u. psych. 1911.* Vol. 5, page 29.

(2) Pic et Gardère. *Lyon med. 1909,* page 61.

(3) Laignel-Lavastine et Viard. *Soc. de Neurologie de Paris, 2 Juillet 1912.* Nouv. Iconographie de la Salpêtrière 1912, p. 473 — Thèse de Viard 1913.

sen (1) en 1914 et 1915 a fait une étude d'ensemble de plusieurs cas observés par lui. Depuis lors, les observations se sont multipliées, on en compte actuellement plus d'une vingtaine tout à fait typiques ; une revue générale bien documentée, avec cas personnels, de Boissonnas (de Genève) (2) parue dans la Revue Neurologique en 1919, présente de façon très claire ce curieux syndrome dystrophique. Plus récemment encore Kraus (de New-York) (3), Mirallié et Fortineau (de Nantes) (4) ont signalé de nouveaux cas.

La lipodystrophie est dite progressive parce que l'émaciation de la moitié supérieure du corps survient peu à peu, débutant généralement par le visage pour gagner le cou, les épaules, les bras, le thorax et même l'abdomen. La boule de Bichat fond : une excavation malaire se creuse ; les muscles sterno-mastoïdiens deviennent saillants, les côtes se dessinent ; le sein persiste, mais uniquement constitué par la glande mammaire, le tissu adipeux qui joue un si grand rôle dans son relief a disparu. La peau, entièrement débarrassée de son pannicule adipeux, paraît amincie.

Par contre, la moitié inférieure du corps est le siège d'une prolifération graisseuse, exubérante surtout aux fesses et à la partie supérieure des cuisses. Et il semble bien que l'amaigrissement supérieur et l'embonpoint inférieur évoluent parallèlement.

Il faut plusieurs années pour que l'affection atteigne son plus haut dégré ; puis elle reste presque stationnaire, et rien ne parvient à la modifier. Dans la curieuse observation de Miraillié et Fortineau, la malade fut soumise à une cure d'engraissement : seule la partie inférieure du corps acquit un plus grand volume ; nul changement dans la moitié supérieure.

D'ailleurs, aucun trouble nerveux ni viscéral vraiment caractéristique. Ce n'est pas à proprement parler une maladie : c'est plutôt, comme disait Brissaud, à propos de certains états acromégaliques, « une manière d'être ».

La très grande majorité des observations de lipodystrophie progressive ont trait à des femmes ; cependant on a signalé quelques cas analogues chez l'homme.

---

(1) Christiansen. *Hospitalstitende*, fév. mars 1914 et 20 janvier 1915.

(2) Boissonnas. *Revue Neurologique, n° 10*, 1919.

(3) Kraus. *Revue neurologique, n° 4*, 1921.

(4) Mirallié et Fortineau, *Soc. de Neurologie*, 7 juillet 1921.

Au point de vue morphologique, ce qui est remarquable dans la lipodystrophie progressive, c'est d'abord le contraste violemment accentué entre le modelé des deux moitiés, supérieure et inférieure du corps. C'est aussi la répartition de l'hypertrophie graisseuse dans la moitié inférieure. Elle prédomine, en effet, aux lieux d'élection des amas adipeux qui, normalement, donnent à la femme sa plastique spéciale : régions des flancs, des fesses, région supéroexterne des cuisses, du genou.

Par contraste, la graisse fait totalement défaut dans ses territoires habituels de la moitié supérieure du corps : région du cou, région mammaire, deltoïdienne, région malaire.

J'ai déjà eu l'occasion de faire cette remarque à propos de l'intéressante présentation de MM. Laignel-Lavastine et Viart en 1912 (1).

Le point sur lequel je désire attirer surtout l'attention, c'est que la dysharmonie corporelle dont la lipodystrophie représente le degré extrême, — on pourrait dire la caricature, — s'observe aussi, bien qu'atténuée, à l'état physiologique. C'est également l'avis de Christiansen qui est revenu sur cette particularité dans la Réunion Neurologique internationale annuelle des 2 et 3 juin 1922.

Il est important d'insister sur cette notion, sous peine de voir se grossir inconsidérément les observations de lipodystrophie.

*
**

Chacun sait que chez la femme normale les os sont moins gros, les épaules sont moins larges, le thorax plus étroit et, par contre, le bassin plus élargi que chez l'homme.

Déjà donc, chez la femme, la moindre importance de la charpente osseuse contribue à amoindrir la moité supérieure du corps et le peu de développement des muscles thoraciques ne fait qu'accentuer la différence.

Par contre, l'accumulation des bourrelets adipeux normaux dans la région des flancs, des fesses, des cuisses, du genou, jointe à l'élargissement du bassin, donnent au train postérieur une importance particulière.

(1) Soc. de Neurologie, 11 juillet 1912. *Rev. Neur.*, 1912, p. 138.

Il est certain, comme l'a fait remarquer Paul Richer, que, normalement, « la graisse chez la femme est plus abondante dans la région sous-ombilicale qu'au-dessus de l'ombilic » (1).

Si bien qu'on pourrait dire que, dans le type féminin, on retrouve presque toujours une ébauche de lipodystrophie.

Et lorsqu'on étudie les variantes de ce type féminin qui, sans être pathologiques, s'écartent du modèle irréprochable, voici ce qu'il n'est pas rare d'observer : « Des femmes dont les deux moitiés du corps, moitié supérieure et moitié inférieure, semblent appartenir à des sujets différents, chez lesquelles, par exemple, la moitié supérieure, gracile, mince et svelte, s'adapte à une moitié inférieure large et trapue, bassin puissant, membres inférieurs courts, solides et épais. Il y a, dans ce type, une exagération des tendances morphologiques normales qui, jointe au contraste dû à la réunion, chez un même sujet, de significations expressives opposées, a porté les artistes à s'en servir quelquefois » (2).

On en trouve des figurations à tous les âges et dans tous les pays, depuis l'antiquité égyptienne jusqu'à nos jours, en passant par l'Art gréco-romain, la Renaissance italienne et allemande, etc.

A ce propos, M. Paul Richer faisait dernièrement devant nous une remarque : c'est que la mode d'hier, celle des jupes courtes a permis d'apprécier la fréquence de ce type féminin poussé à l'outrance. On rencontrait en effet fréquemment des femmes au torse grêle, aux bras minces, au visage amaigri dont le train postérieur se révélait par son exubérance et dont les jambes rebondies semblaient appartenir à un autre personne largement dotée de tissu adipeux.

La conformation caractéristique du type féminin se retrouve aussi fréquemment chez les adolescents, mâles ou femelles, non seulement du fait d'un développement retardataire de la charpente thoracique et des muscles qui s'y insèrent, mais grâce à la présence d'un pannicule adipeux assez développé dans la région sous-ombilicale et aux membres inférieurs, par contre presque déficient dans la moitié supérieure du corps.

---

(1) Paul Richer. *Nouvelle Anatomie artistique,* II. Morphologie de la femme, 1920.

(2) Paul Richer. *Nouvelle Anatomie artistique,* II. Morphologie de la femme, p. 25.

Ce sont, si l'on veut, des états lipodystrophiques transitoires, qui peuvent se corriger à l'âge adulte, mais dont il n'est pas rare de retrouver les traces même à un âge avancé.

Rien d'étonnant à ce que l'on observe une telle conformation chez les jeunes gens pendant la période pubérale. On sait en effet qu'à cet âge où commencent à se dessiner les caractères sexuels, il se produit parfois comme une hésitation dans l'évolution de l'individu vers un sexe ou l'autre, témoin l'hypertrophie et même la sécrétion mammaire des adolescents.

Et dans les cas où persiste l'insuffisance sexuelle, dans *l'infantilisme*, dans ceux aussi où le sexe semble inverti, dans le *féminisme*, on retrouve encore, la conformation corporelle sur laquelle nous venons d'insister.

Notre regretté ami Dupré, dans son pittoresque langage, se plaisait à dire que la femme était congénitalement « une débile du train postérieur » (1). Il avait même proposé de désigner cette particularité sous le nom de *mérasthénie* (Congrès de Mons, 1909). Par là, il entendait que le train postérieur de la femme était plus fragile que celui de l'homme. Il trouvait même une preuve de cette infériorité dans le fait qu'on rencontre fort peu de vagabondes pédestres, tandis que les vagabonds mâles sont très nombreux.

Ces remarques de Dupré sont parfaitement justes et il est certain que, d'une façon générale, le train postérieur de la femme est proportionnellement moins vigoureux que son train antérieur, encore qu'en apparence il soit plus volumineux.

Mais ce volume est constitué surtout par le développement des masses graisseuses et il semble que celui-ci se fasse au détriment des masses musculaires, par un processus analogue à celui qu'on observe dans certaines myopathies.

***

Il est nécessaire de bien connaître ces variantes morphologiques, sous peine de les confondre avec des anomalies congénitales ou acquises.

Peut-on en concevoir la raison ?

(1) *Soc. de Neurologie de Paris*, 11 juillet 1922.

Vraisemblablement, la disproportion entre les deux moitiés supérieure et inférieure du corps, est sous la dépendance d'un processus trophique dont le système nerveux a le commandement.

Dans les cas extrêmes, et qui sont pathologiques, tels que la lipodystrophie progressive, nous ignorons encore quelle est l'agénésie ou la lésion qui entraîne un dysmorphisme aussi accentué.

La glande pituitaire, que l'on met volontiers en cause dans les dystrophies du tissu adipeux, commanderait-elle donc quelquefois à une seule moitié du corps, l'antérieure ou la postérieure ? Il est difficile de le prétendre.

Je préfère, pour ma part, supposer, selon les cas, une imperfection congénitale ou un déficit acquis des centres trophiques segmentaires de la moelle ou des centres sympathiques qui correspondent aux territoires déficients ou exhubérents.

Comme l'a fait observer Christiansen, si Brissaud avait eu connaissance de la lipodystrophie progressive, nul doute qu'il y eut vu une preuve de plus en faveur de sa théorie de la *metamérie* spinale.

Lorsqu'il s'agit d'une disproportion nullement morbide mais très accentuée, comme on en observe communément, la prédominance du tissus adipeux dans la moitié inférieure du corps peut s'interprêter de la même façon.

Les asymétries dimidiées (hemiatropies ou hemihypertrophies) sont manifestement en relation avec des déficits ou des prédominances des centres trophiques d'un côté du corps. On conçoit aussi bien une perturbation portant sur les étages inférieurs seulement, mais des deux côtés, et réalisant des formes qu'on peut appeler *paratrophies* par analogie avec les paraplégies.

Ces remarques pathogéniques accentuent l'intérêt qu'on doit porter aux cas où il existe une dysharmonie entre les moitiés supérieure et inférieure du corps.

La Cure libre et familiale dans le Traitement des Psycho-Névroses

par M. le Docteur Paul-Émile LÉVY (de Paris)

Dans le cours de la discussion qui s'est déroulée sur l'Assistance aux Psychopathes, j'ai suffisamment établi, en ce qui concerne la cure libre, mon antériorité, — qui est indiscutable ; je n'y reviens pas. — Je veux maintenant reprendre la question à un tout autre point de vue, — au point de vue pratique —, montrer comment je suis arrivé à préconiser la doctrine, ou, pour mieux dire, la méthode de la cure libre, ce que j'estime qu'il faut entendre par là, et comment je la réalise.

Je dois rappeler tout d'abord ce que j'ai écrit bien souvent : c'est que je n'ai nullement construit une conception *à priori* ; c'est que j'ai été *non de la doctrine à la pratique, mais des faits à la doctrine*. C'est en voyant la liaison établie par certains auteurs, entre autres M. Dubois (de Berne) et MM. Camus et Pagniez (allant jusqu'à prescrire l'isolement dans le simple cas de dyspepsie nerveuse !), entre la psychothérapie et l'isolement et en constatant que moi-même, adonné depuis longtemps à la psychothérapie, je n'avais pas aperçu la nécessité de cette méthode d'isolement, que j'ai été conduit à réfléchir, à rechercher attentivement le pourquoi de cette différence et suis ainsi parvenu à comprendre que la cure libre est, au contraire, le corollaire nécessaire, la conséquence obligée de la psychothérapie elle-même, bien conçue.

Il est important, d'autre part, de signaler qu'au moment où j'émettais ces idées sur la cure libre, la nécessité de la psychothérapie, et surtout d'une psychothérapie rationnelle, que j'avais montrée, pour ma part, en 1898, c'est-à-dire, depuis près de vingt-cinq ans, évidente aux yeux de quelques-uns, était loin, il faut le dire, d'être reconnue par tous. On opposait, — on continue à opposer parfois, — la neurasthénie, maladie physique, à l'hystérie, maladie psychique. Surtout, on heurtait, — on heurte encore —, des formules, des méthodes diverses, suggestion, persuasion, voire hypnotisme. Sans m'arrêter à celui-ci, dont je pense qu'on peut fort bien se passer, j'estime, et j'ai montré en particulier au Congrès de Médecine de Paris de 1906 (1), dans une discussion, précisément, avec M. le Docteur Bernheim, dont vous connaissez le rôle dans l'établissement de la doctrine suggestive, et M. le Docteur Déjerine, promoteur de la méthode de persuasion, que suggestion et persuasion devaient être regardées, non pas comme des méthodes, mais seulement comme des *procédés*, destinés à faire pénétrer par des voies diverses l'idée thérapeutique, qu'elles ne constituaient que de simples dépendances d'une méthode plus large et plus vraie, — parce qu'elle se relie aux causes mêmes des névroses —, que j'ai nommée la *psychothérapie éducatrice* ou *éducation de la volonté* —, et sur laquelle il est nécessaire de bien se fixer : car toute méthode ne peut donner son complet rendement, porter tous ses fruits, que si on la considère et réalise bien en elle-même.

Certes, je ne vous apprendrai rien si je dis que le traitement des névroses est chose infiniment complexe, infiniment délicate dans le détail de l'application, — et cela, surtout, parce que nous nous heurtons le plus souvent à des découragements profonds, à des contre-suggestions, à des préjugés reçus. Mais, dans le fond, — comme il arrive souvent, et ainsi que je le répète volontiers —, il n'en est pas de plus simple, ou plus aisé à formuler dans ses grands traits, dans ses linéaments essentiels. On en est encore trop souvent, je dois le dire, dans l'étude de ces maladies, à la période que j'appellerai *anatomique*, ou mieux, peut-être, *symptomatique*, ainsi qu'il en était autrefois pour les manifestations infectieuses, angine, pneumonie, etc., avant que fût établi le lien microbien, qui les rattache et les explique. Assurément il faut classifier ; mais il ne faut pas établir, entre les diverses catégories, des cloisons étanches. Il ne faut pas, surtout, que cette classification fasse oublier, perdre de vue, *l'unité de fond*.

Or, ce qui doit-être manifeste pour tous, n'est-ce pas vrai, c'est que toutes ces affections, si dissemblables qu'elles soient dans leur apparence, dans leur habitus extérieur, sont commandées à

(1) P. E. Lévy. *Neurasthénie et névroses* : leur guérison définitive en cure libre (Etude VII, 3e édit., F. Alcan).

l'origine — mises à part les intoxications, dont le rôle n'est que trop connu — par deux causes essentielles et constantes : l'*émotivité* et le *surmenage*. Et, si l'on tient compte, comme le disait, il y a longtemps déjà, M. Déjerine, que ce surmenage est, avant tout, un surmenage émotionnel, il suit qu'on peut unifier plus encore. Je puis clairement me résumer ainsi : *l'émotivité, le surmenage émotionnel, est la vraie maladie ; les diverses affections nerveuses ne sont que des symptômes.* Cette émotivité déterminera tout d'abord une altération des centres cérébraux, puis des autres centres nerveux, enfin se répercutera sur les diverses parties de l'organisme, appareils musculaire, circulatoire, organes glandulaires, viscères, etc. Et, suivant les prédispositions, suivant les circonstances du moment aussi, le trouble nerveux psychophysique, ainsi réalisé, revêtira chez les uns la forme hystérique, chez d'autres, neurasthénique ou même mélancolique, ou phobique, obsédante, etc., ou encore ce qu'on en est bien réduit, à mon sens, à appeler les *névroses individuelles*, véritablement inclassables. Mais partout et toujours, sous ses aspects si différents, *la maladie reste une, comme est une la cause qui l'a créée.* Suivant la comparaison classique, il en est ici comme pour une liqueur, versée dans des flacons divers, et qui, prenant des formes variées, reste partout identique à elle-même. Telle est l'histoire, en abrégé, vraiment bien simple, des diverses affections nerveuses !

La conclusion s'impose : c'est que le traitement d'un malade nerveux est avant tout, presque uniquement, fonction de la rééducation de son émotivité, ou, pour parler plus exactement, de *l'éducation anti-émotionnelle.* Mais cette émotivité ne peut être disjointe du reste du caractère. Car c'est ce caractère, — pour poursuivre une comparaison de tout à l'heure —, qui donne sa forme à la névrose, la retient et la perpétue. L'éducation de l'émotivité se fait ainsi, s'englobe, dans une thérapeutique plus large, qui est l'*éducation du caractère.* En somme, — avec cette addition que le surmenage nerveux et organique retentit à son tour sur les troubles psychiques —, on pourrait dire, comme l'ont très bien reconnu certains auteurs, entre autres M. Albert Leclère, dans un article de la *Revue de Philosophie*, rappelant et confirmant mes idées, qu'il n'y a pas de différence entre l'éducation d'un sujet quelconque, dit normal, et celle d'un malade nerveux.

Certes, je ne négligerai pas, le cas échéant, de faire l'attaque directe, voire brusquée, si tel ou tel symptôme la rend particulièrement nécessaire : lorsqu'il s'agit d'un symptôme pouvant mettre en péril la vie même du sujet, tel que l'anorexie, dite nerveuse, en réalité mentale. Mais, actuellement, mon attaque essentielle porte d'emblée sur le fond, sur la cause « de base », sur l'éducation de l'émotivité et du caractère, en ne m'occupant pas, ou fort peu, et en conseillant à mon malade de ne pas s'occuper des symptômes ressentis ; ce qui est d'ailleurs encore de l'excellente psychothérapie : psychothérapie par *indifférence*. Il ne s'agit pas de combattre telle ou telle obsession, mais la disposition à être obsédable, l'obsédabilité ; telles phobies, telles manifestations hystériques ou neurasthéniques, mais la disposition à être phobique, hystérisable, neurasthénisable, — dont on cherchera les raisons, les origines, dans les modalités, soigneusement scrutées, du caractère. — A mesure que je poursuivrai cette « toilette morale », cette éducation de l'émotivité et du caractère, les symptômes, dont je ne me serai pas, ou guère, occupé, tomberont, se flétriront d'eux-mêmes, — comme se flétriront et se dessécheront le tronc et les rameaux d'un arbre dont on sectionnerait les racines.

Eh bien ! je dis que la conséquence logique du traitement éducateur, ainsi défini et précisé, c'est la *cure libre*. Mais ici, il faut s'entendre. La cure libre, telle qu'on nous l'a présentée, est ainsi nommée comme s'opposant à l'internement qui est un isolement, si je puis dire, à double cran, médical et légal. C'est de la cure *ouverte*. Ce n'est pas de la cure libre. Elle reste confinée dans le service d'hôpital, d'où le malade peut simplement sortir, comme il peut y entrer, à son gré. — Ce n'est là qu'un premier pas, et insuffisant. — En formulant autrefois ce mot de *cure libre*, et en ajoutant, *et active*, j'ai voulu spécifier qu'on pouvait et devait laisser au malade, tout, — ce qui est souvent praticable —, en tout cas, la plus grande partie possible, variable suivant les cas, de ses occupations, qui constituent, d'ailleurs, pour lui, remarquez-le, une psychothérapie, une « dérivation psychique » des plus utiles, — et qu'elle devrait être *complètement libre*, c'est-à-dire, faite dans son milieu habituel, dans ses conditions de vie normale —, et, pour tout dire d'un mot, *familiale*.

Certes, je ne suis nullement systématique. Il faut distinguer entre les cas. Il y a suffisamment de formes, plutôt mentales, ou demi-mentales, ou encore, malades en proie à des causes d'émotivité ou de fatigue par trop intenses, et contre lesquelles on ne peut les déterminer à réagir ou à s'adapter à des difficultés vraiment trop marquées avec leur entourage, pour lesquels la séparation du milieu habituel, l'isolement, s'imposera, suivi, il est vrai, comme je l'avais montré, d'un second stade de traitement nécessaire, traitement d'*adaptation à ce milieu*, c'est-à-dire en cure libre. Mais il ne faut rien outrer des difficultés que l'on exagère trop souvent comme à plaisir, difficultés tenant à un énervement habituel que l'on arrive à calmer — ma pratique le montre — d'habitude, et assez rapidement, avec un peu de patience et de doigté. En fait, dans la plupart des cas que j'ai cités, hystérie, neurasthénie, phobies, obsessions, psychasthénie, certaines mélancolies même, même encore formes mentales à allure tranquille, — le champ d'application est déjà, vous le voyez, assez vaste ! —, l'expérience prouve que cette cure libre et familiale est, dès l'abord, possible, et, il faut ajouter, *préférable*. L'éducation d'un malade nerveux, — c'est là le fait capital, et ce doit-être là la ligne essentielle, *axiale*, du traitement —, ne prendra toute sa valeur, ne donnera tous ses effets que dans la mesure où elle sera *rendue pratique*, où elle sera réalisée, modelée, sous le *self-control* du malade, progressivement constitué ou reconstitué, au contact de la vie elle-même, et deviendra ainsi pour lui un véritable *entraînement*.

Cette éducation, il faudra la poursuivre dans toutes les directions de l'activité du sujet : adaptation du malade à ses occupations, à ses causes d'émotion et de fatigue, que je lui apprends à régler ; enfin à son entourage, à ses proches. M'adressant au seul malade dans les cas faibles ou moyens, je cherche à me faire de l'un de ceux-ci, dans les cas intenses, un auxiliaire que je forme, qui continue mon action pendant le traitement et aidera à la maintenir et à préserver le résultat acquis, une fois ce traitement terminé.

La cure libre, faite dans le milieu habituel, donne ainsi au traitement éducateur sa complète sanction et son plein développement. Elle devient une éducation non seulement de la raison, mais réellement de l'action pratique *de la volonté* (1). Forçant le médecin à

(1) P.-E. Lévy. *L'éducation rationnelle de la volonté, et son emploi thérapeutique*, 2e édition (F. Alcan).

pousser au maximum son action psychothérapique, à rechercher et à combattre méthodiquement toutes les causes productrices de la névrose, elle amplifie, d'autre part, au plus haut degré, chez le sujet, les facultés de résistance morale, et d'aguerrissement. Et c'est pourquoi je puis légitimement dire, de par l'expérience comme par le raisonnement, qu'ainsi conçue et mise en œuvre, elle constitue la plus sûre garantie contre des rechutes ultérieures, le meilleur gage d'une guérison vraiment stable.

Essai de traitement préventif des accès maniaques ou mélancoliques

par MM. LOGRE et SANTENOISE

Les auteurs relatent deux cas dans lesquels un traitement approprié semble avoir agi, de façon préventive, sur des accès périodiques à retour nettement régulier. Les auteurs se sont efforcés d'enrayer, dans la *phase critique préparoxystique*, le *syndrome* mis en évidence par l'un d'eux, avec Tinel : accroissement du réflexe oculo-cardiaque, apparition de l'hémoclasie digestive, accélération du pouls chez un premier malade, qui, depuis 19 années, était atteint de dépression mélancolique annuelle, durant cinq mois, et survenant à époque fixe, à un mois près, le traitement (20 gouttes de teinture de belladone, 30 gouttes d'adrénaline par jour, à partir des trois mois qui ont précédé la crise) provoque les résultats suivants : retard de la crise (décalage de trois mois), atténuation très remarquable des symptomes, permettant une existence pratique presque normale, peut-être abréviation de la crise. Chez la seconde malade (service du professeur Claude à Sainte-Anne) atteinte, depuis trois ans, de crises de manie régulières, survenant tous les quinze jours (l'intermission ne dépassant jamais 21 jours) un traitement par le gardénal (20 puis 30 centigrammes par jour) a provoqué des résultats très comparables : retard (intermission de 35 jours), atténuation très marquée (manie furieuse remplacée par de l'excitation surtout verbale) et une légère abréviation (crise de quelques jours plus courte que la précédente). Il semble que cette médication ait agi dans les deux cas sur le déterminisme de ces accès psychopathiques constitutionnels, en modifiant de façon élective l'équilibre neuro-végétatif.

M. René Charpentier.

Il y a bientôt trois ans, j'ai eu l'occasion d'observer et de traiter par une médication analogue, bien que légèrement différente, une jeune femme de 28 ans atteinte de psychose périodique. Cette malade présentait depuis plus de deux années des accès mensuels de dépression mélancolique survenant très régulièrement et durant 10 à 15 jours par mois. Ces accès étaient particulièrement intenses, s'accompagnaient d'idées de suicide, et, au cours de l'un d'eux, la malade avait tenté de se tuer en se tirant un coup de revolver dans la région du cœur. Après un traitement de six mois et demi par des extraits opothérapiques de surrénale, d'hypophyse et d'ovaire, les crises disparurent. Elles n'ont pas reparu depuis.

Pour ces essais thérapeutiques, la préférence me paraît devoir être donnée, parmi les produits opothérapiques, aux extraits totaux injectables. Je serais heureux de savoir si MM. Logre et Santenoise sont arrivés aux mêmes conclusions.

Je cite ce cas parmi d'autres parce qu'il m'a paru le plus caractéristique. Sans accorder une trop grande importance à des résultats encore isolés, et tout en réservant à l'erreur et aux coïncidences la grande place que doit ménager une thérapeutique nouvelle dans l'appréciation des résultats obtenus, il me semble qu'on peut tirer de ces faits les conclusions suivantes :

En premier lieu, il est permis de penser que les états d'excitation et de dépression qui constituent la psychose maniaco-mélancolique ne sont pas d'une unité étiologique absolue. L'inconstance et la rareté des résultats thérapeutiques favorables peuvent déjà s'expliquer par notre ignorance des causes et leur multiplicité.

D'autre part, ces faits viennent à l'appui des observations recueillies par Mme Jannin (Thèse Bordeaux, 1916) et par M. Paul Delmas (Thèse Paris, 1921) sur les guérisons tardives dans les maladies mentales. Ils enseignent à ne pas désespérer du traitement d'affections considérées jusqu'ici comme incurables et parmi lesquelles peuvent se trouver des cas favorables au traitement. Ils montrent aussi combien sont encore incomplètes les modifications que l'on propose d'apporter à nos modes d'assistance. A côté de l'effort, si justifié, dirigé actuellement vers l'amélioration des services pour maladies aiguës et la création de services d'assistance libre, il y aurait place pour un effort parallèle destiné à l'amélioration des ressources thérapeutiques mises à la disposition des services de chroniques. N'y aurait-il pas dans bien des cas un gros intérêt à doter les Asiles d'aliénés de moyens médicaux (personnel médical, personnel infirmier, laboratoires, ressources thérapeutiques, etc.), plus nombreux et plus appropriés à l'étude et au traitement des troubles mentaux chroniques ?

Considérations sur les Troubles Psycho-Moteurs

par M. LOGRE

L'auteur fait observer que dans les troubles psycho-moteurs tantôt le trouble mental et le trouble moteur se font pendant (par exemple débilité motrice) : c'est le *parallélisme psycho-moteur* de Dupré, tantôt l'un des deux états domine, tend à provoquer l'autre en lui imposant sa loi et sa formule cliniques. Par exemple : courant *psycho-moteur descendant* des troubles psycho-moteurs de l'hystérie (le trouble en apparence neurologique est essentiellement psychiatrique et guérit par psychothérapie). Parfois au contraire c'est le neurologique qui permet de mieux comprendre le psychologique ; le trouble moteur l'emporte : *courant psycho-moteur ascendant* qui peut retentir sur la sphère intellectuelle et s'y traduire par un délire, presque toujours *délire d'influence*, assez souvent transitoire (par exemple dans les troubles psycho-moteurs de la manie, de l'épilepsie, de l'alcoolisme, de la cocaïnomanie, etc.), ou qui peut aboutir à des troubles psychiques plus élémentaires : par exemple rire spasmodique pseudo-bulbaire, *palilalie* parkinsonienne, etc. Dans l'encéphalite on peut observer un curieux *syndrome catatonique*, signalé par l'auteur et qui simule la catatonie des déments précoces. D'où la double orientation suivante des recherches : étude de l'*état des corps striés* et plus généralement du système nerveux moteur dans l'hébéphréno-catatonie comme l'ont fait récemment MM. Laignel-Lavastine et Tretiakoff ; d'autre part possibilité de l'évolution chronique des signes catatoniques de l'encéphalite, aboutissant à des *démences précoces post-encéphalitiques* qui ne sont pas sans exemples et dont le degré de fréquence reste à établir.

M. le Dr HESNARD (de Bordeaux).

Je félicite M. Logre de cette communication si originale et si documentée. J'aurais désiré en discuter plus longuement toutes les conséquences et me borne à en souligner deux points.

Tout d'abord M. Logre n'aurait-il pas intérêt à différencier la motricité proprement dite de l'activité intérieure qui actionne les innombrables automatismes ? L'interprétation, par le malade, de ses automatismes — lesquels peuvent ne s'extérioriser en aucun mode de façon proprement musculaire — donne la clef de bien des symptômes psychopathiques et intéresse souvent le pronostic. En particulier le « sentiment d'automatisme », parfois simple interprétation subjective délirante, n'a pas la valeur que lui assignait jadis le regretté G. Ballet, en tant que symptôme prédémentiel. On le rencontre dans les bouffées délirantes et les délires toxi-infectieux.

Ensuite je regrette de ne pouvoir développer avec lui le diagnostic différentiel de l'E. E. avec la démence précoce. L'E. E. donne lieu, d'une part, à des états confusionnels catatoniques, pseudo-démences précoces dans le genre de celles que Régis décrivait dans toutes les toxi-infections. D'autre part, les « démences figées » peuvent simuler la D. P., dont elles se différencient par le rôle vicariant de la volonté vis-à-vis du dérèglement ou du déficit des automatismes, et par la répugnance à tout effort, non par inintérêt, mais par impuissance psycho-motrice. Cependant il semble que dans certains cas post-encéphalitiques, il y ait possibilité d'apparition d'une démence précoce légitime méta-encéphalitique.

M. René CHARPENTIER.

Je ne voudrais pas laisser clore cette discussion sans rappeler les cas si intéressants de psychose post-encéphalitique « à allure de démence précoce » rapportés à la Société de Psychiatrie de Paris par MM. Deny et Klippel.

Épilepsie et Pyopneumothorax

par M. le Docteur GOMMÈS (de Paris)

Les accidents produits par la crise d'épilepsie *isolée* (non pas à l'état de mal) comprennent :

1° Les accidents dûs à la chûte (différents traumatismes) ; et 2° les accidents indépendants de la chute. Ceux-ci ont été peu étudiés. On n'en trouve pas de description plus récente que celle de Rengade et Reynaud (*Gaz. hebdomadaire*, 1865). Ces auteurs signalent surtout des *hémorragies* (non-dues au trauma, encore une fois), des hématémèses, de l'hémorragie cérébrale, de l'hémoptysie, un pointillé hémorragique de la face et du cou, déjà décrit par Trousseau et c'est tout. En somme, une tendance aux ruptures vasculaires.

Nous nous proposons d'y joindre un cas de *rupture pleuro-pulmonaire*.

OBSERVATION. — Il s'agit d'une dame de notre clientèle privée, sans profession, 42 ans, crises comitiales depuis l'enfance, arrivant très irrégulièrement, environ tous les deux mois, mais avec une large approximation, — car, un traitement anti-convulsif est, depuis de longues années, pratiqué de manière ininterrompue. — Ce fut d'abord le K. Br. ; c'est, depuis une année, le gardénal, à la dose de 1 comprimé de 0.10 par jour.

Aucun antécédent pulmonaire, ni cardiaque, ni rénal.

Cette dame tombe souffrante (10-15 août 1921) d'un coryza banal. A la suite, bronchite légère. Peu de jours après, signes de congestion pleuro-pulmonaire à signes subjectifs très atténués, d'allure pneumococcique par sa courbe thermométrique. La température qui est montée le 25 et le 26, et a atteint comme limite maxima 39°5, décroît rapidement le 28 ; 38° le matin du 29.

Tous les jours de cette affection, le gardénal n'avait pas été interrompu. Il avait été pris soigneusement en plus des autres médicaments (béchiques, expectorants, calmants, etc.) ; d'ailleurs, aucune crise convulsive n'était survenue, lorsque, le 29 au matin, le gardénal est interrompu. Le 29 au soir, crise convulsive à laquelle j'assiste, la malade étant au lit, sans chute, par conséquent, et au cours de laquelle sont particulièrement manifestes les mouvements d'efforts respiratoires, la dyspnée spasmodique. Le lendemain, 30 août au soir, temp. 39°7. Les jours suivants, la température se maintient entre 38°7 le matin et 39°5 le soir. A partir du 3 septembre, commence une période de grandes oscillations ; 3 à 4 jours après, sans qu'il y ait point de côté ou dyspnée notable, fétidité de l'haleine, apparition de crachats abondants et fétides, signes physiques d'un épanchement à la base gauche, avec une zône limitée de tympanisme et d'immobilisation des espaces intercostaux faisant penser à un petit pneumothorax surajouté.

L'état général, cependant, n'est pas extrêmement touché : adynamie moyenne en dépit de tous les toxiques (quinquina, huile camphrée), facies un peu pâle et terreux. Foie légèrement gros. Transpirations assez abondantes. Pouls radial faible, accéléré. Oppression modérée, chiffre des respirations à la minute très abaissé (12-10). Urines non-albumineuses. Ponction exploratrice (en consultation avec M. Harvier, médecin des hôpitaux) : le liquide est très fétide, d'une odeur fécaloïde, louche, peu fluide, mal lié, de couleur gris-brunâtre.

Traitement : injections de sérum anti-gangréneux *(perfringens, vibrio, œdematiens)*. Malgré une dizaine d'injections, persistance des signes et du mauvais état général. Le 3 août, *intervention* (M. Moure, chirurgien des hôpitaux) : *pleurotomie* par une incision large au niveau du bord supérieur de la 10e côte ; resection costale de 4 à 5 centimètres : on trouve une pleurésie de la grande cavité. La cavité est du volume du poing, diaphragme épaissi et violacé, poumon recouvert de fausses membranes violacées, pus relativement peu abondant ; il y nage des débris sphacélés. Pansements humides, chaque jour, au Carrel. Guérison progressive de la plaie. La fistule thoracique se ferme tardivement.

Discussion du diagnostic. — Aucune séquelle actuelle (décembre 1921) de lésion pulmonaire, ce qui prouve bien qu'il n'y avait pas de *gangrène* pulmonaire concomitante, car la gangrène pulmonaire se complique souvent de pleurésie putride, dite alors gangréneuse. Les phénomènes inflammatoires des premiers jours n'étaient donc pas un début de gangrène pulmonaire comme, dans une première hypothèse, on pouvait le supposer. La marche n'en eût d'ailleurs pas été aussi foudroyante. D'autre part, aucun abcès du foie, aucune *dilatation des bronches*, aucune otite d'où ait pu partir une embolie gangréneuse. Il s'agit donc bien d'un *foyer putride proprement pleural*, ayant compliqué le très léger épanchement séreux des premiers jours.

Quelle est son origine ? On peut supposer une virulence particulière, une pleurésie putride grippale, par exemple. Les phénomènes inflammatoires des premiers jours auraient ainsi évolué primitivement, par suite d'une virulence particulière de l'infection. On a signalé, en effet, la virulence de la grippe chez les épileptiques (1) ; les phénomènes d'infection grippale (abattement, névralgies multiples) manquaient tout à fait. D'autre part, l'évolution n'en eut pas été si rapide. Enfin, il y avait, le 29 août, l'amélioration de l'état général, chute de la température, retour de l'appétit, ensemble faisant conclure à une affection cyclique, une congestion pleuro-pulmonaire, légère et banale. Par contre, la remarquable coïncidence qui s'est montrée entre la complication putride et l'apparition immédiatement antérieure d'une crise convulsive s'explique beaucoup mieux autrement : au cours de la crise convulsive, apparue en pleine période d'inflammation pleuro-pulmonaire, s'est produite une petite ecchymose du parenchyme qui a été jusqu'à la rupture d'une ou plusieurs vésicules distendues *(par augmentation brusque et momentanée de la pression pulmonaire au cours de la crise, suite de spasme de la glotte ou des muscles péribronchiques)*. De la bouche, les espèces pyogènes vulgaires : strepto, staphylo, pneumo, coli bacille et les anaérobies, tétragène, protéis, leptothrix, etc..., se sont propagées et ont ainsi pénétré la plèvre *par effraction :* d'où envahissement d'une partie de la grande cavité, celle-ci déjà enflammée, déjà cloisonnée (ce qui explique le manque de la dyspnée solennelle du début).

On avait signalé des ecchymoses sous-pleurales à l'autopsie d'épileptiques morts en état de mal, mais la rupture du parenchyme n'avait pas encore été décrite.

Il y a, d'ailleurs, très probablement, une corrélation étroite entre ces troubles congestifs périphériques et ces augmentations de pression intrathoracique.

(1) Maillard et Brune. *Presse médicale*, fév. 1919.

Schèmes numériques semblables à des Echelles Logarithmiques chez des Calculateurs Prodiges

par M. le Dr AMELINE (Ainay-le-Château, Allier)

Je désire présenter trois exemples de « schème numérique » *(number form* de Galton) qui possèdent une particularité commune. Deux appartiennent à des calculateurs prodiges du type visuel : Periclès Diamandi (extrait du livre bien connu de Binet, p. 115) et Urania Diamandi (publié par M. Manouvrier, Soc. d'Anthropologie, 2 Juil. 1908). Le troisième est celui d'Yves Delage (dans son *Essai sur la constitution des idées*, Rev. gén. des Sciences, 1913).

Ces trois schèmes offrent plus ou moins complètement l'aspect des échelles logarithmiques utilisées par les constructeurs des règles à calculs. Je n'ai pas, ici, à m'excuser de l'emploi de l'anagramme du mot « *algorithme* » (1), comme j'aurais à le faire si je m'adressais à un public pour lequel la phobie de tout ce qui se rapporte au calcul ou à la simple mathématique est une sorte de gloire, corrélative de la culture gréco-latine, cette auréa médiocritas intellectuelle qui encloue, en France, tant de jeunes cerveaux — encore moins latins que les italiens mêmes — ambitieux pourtant de s'élever au-dessus des mercantilismes et des avocasseries à l'échelle romaine ou levantine. Aliénistes et physiologistes sont en effet familiers avec la formule de la loi psycho-physique, soit : les nombres qui numérotent les sensations sont les logarithmes de ceux qui mesurent les excitations, (en argot de laboratoire : la sensation est le logarithme de l'excitation), soit encore, les nombres qui numérotent les sensations croissent en progression arithmétique (par différence constante) tandis que les nombres qui

(1) Dérivé de « Algorisme » ou art du mathématicien *Al-Khowaresmi*, (l'originaire du Khorassan). Le mot « logarithme » a été rapproché de λογος *(rapport)* et de αριθμος.

mesurent les excitations croissent en progression géométrique (par multiplicateur constant) (1).

Il en résulte que l'on a, par exemple, le parallélisme :

Echelle des Sensations ou des Logarithmes :

0 (+ 1 =) 1 (+ 1 =) 2 (+ 1 =) 3 (+ 1 =) 4
1......... 1......: 1......... 1........ 1

Echelle des Excitations ou des nombres ordin. :

1......... 1.......... 1........... 1............. 1.....
1 (×10 =) 10 (×10 =) 100 (×10 =) 1.000 (×10 =) 10.000

où l'on voit que des longueurs égales de l'échelle supérieure correspondent à des séries de nombres ordinaires de plus en plus « serrées » sur l'échelle inférieure, d'abord à 9 nombres, puis à 90, puis à 900, puis à 9.000, etc.

Or, si l'on se reporte au schème de U. Diamandi, on constate immédiatement que les longueurs partielles du schème comprise entre 1 et 10, 100 et 1.000, 1.000 et 10 000, etc. jusqu'à celle de 100 millions à 1 milliard, sont égales entre elles à très peu près ; il n'y a d'exception que de 10 à 100, mais on reviendra sur ce point.

Sur le schème de P. Diamandi la chose est moins visible tout d'abord, mais les longueurs entre 2 et 20, 20 et 200, 200 et 2.000, sont manifestement aussi à peu près égales. Il faut d'ailleurs tenir compte du fait que le dessin du schème a été effectué à main levée

(1) Il va de soi qu'il faut choisir parmi les « effets » produits par une excitation, car tous ne suivent pas la loi psychophysique. Il en est de même en physique, comme je l'ai exposé ailleurs en détail (*Comment faire une théorie mécanique des phénomènes mentaux*, Journ. de psychol. norm. et pathol., 1908). Ainsi l'effet produit par la pression sur une masse de gaz suit la loi de Mariotte (hyperbole) si l'effet considéré est le volume. Si c'est la densité la loi s'exprime par une ligne droite (proportionnalité simple). Si l'effet de la pression est la quantité d'énergie que le gaz comprimé peut restituer, la loi a la même expression que la loi psychophysique (logarithmique ou exponentielle). On se rend compte des raisons qui, en dehors des difficultés expérimentales, font que l'on ne retrouve pas toujours la formule logarithmique pour la variation de l'effet d'une excitation. Nous verrons plus loin une autre cause d'erreur. Enfin il faut noter que la loi ne s'applique qu'au cas d'une sensation isolée. Une planète isolée décrit une ellipse autour du soleil, mais comme il y a plusieurs planètes, aucune, d'après la loi même de Newton, ne doit décrire exactement une ellipse. Cela s'applique naturellement au cas des sensations simultanées : si la loi psychophysique est exacte on ne doit pas la retrouver rigoureusement quand on s'adresse à un ordre spécial de sensations, mais on doit constater des « perturbations » analogues à celles que notent les astronomes en mécanique céleste.

et n'a pas la prétention d'être exactement rigoureux dans ses proportions réelles. C'est donc là encore une sorte d'échelle logarithmique, où, au lieu de la progression : 1 × 10, 1 × 100, 1 × 1.000....., on aurait celle-ci : 2 × 10, 2 × 100, 2 × 1.000..., comme si P. Diamandi voyait les nombres par paires le long de son schême.

Le schème d'Yves Delage présente beaucoup d'analogie avec celui d'U. Diamandi : les intervalles entre 100 et 1.000, 1.000 et 10.000...., sont très sensiblement égaux entre eux comme sur une échelle logarithmique ; en outre, — comme chez U. Diamandi aussi — la première partie du schème est considérablement amplifiée par comparaison avec sa terminaison. Or, sans parler de l'imperfection probable du dessin, la raison de cette amplification est donnée par cette remarque du calculateur : quand son attention se porte sur une partie du schème dont il ne peut se priver, « la chaîne des nombres semble s'allonger ou se renforcer là où il le faut, suivant les besoins ». Il en résulte que la partie du schème qui est le plus souvent utilisée (dans le comptage de la monnaie, par exemple), est allongée d'une façon permanente par suite de l'habitude que le sujet a de l'employer.

Si ce fait est moins net chez P. Diamandi, cela tient vraisemblablement à ce que son schème visuel est moins net que chez sa sœur ; Binet, en effet, n'obtint l'aveu de ce schème qu'après deux mois de recherches persévérantes, et jusqu'alors sans résultat. En somme, les schêmes numériques sont « grossis » partiellement par l'attention extemporanée habituelle ou extemporanée du calculateur comme le sont les échelles logarithmiques sous la loupe qui sert à lire plus commodément les divisions inscrites sur les instruments à calculs.

Naturellement la question ne se pose pas de savoir si les calculateurs se servent des logarithmes, comme un calculateur « savant ». L'un des deux Diamandi n'a qu'une concience confuse de l'existence de son schème et sa sœur déclare ne pouvoir négliger le sien. On se trouve devant un processus pour ainsi dire physiologique, de même que l'on digère sans savoir ni anatomie ni chimie biologique. Le cas est tout pareil à celui des musiciens. On sait que la série des octaves (numérotés en progression arithmétique 1, 2, 3, 4...) correspondant à une série de vibrations toujours doublée, en progression géométrique (1, 2, 4, 8, 16....), de sorte qu'un piano est une véritable échelle logarithmique, de même que l'orgue, la harpe, la lyre, et tous les instruments à sons fixes d'une manière générale. Il est superflu de se demander si les musiciens et les chanteurs, se servent des logarithmes : les calculateurs prodiges utilisent les logarithmes sans le savoir, comme l'autre faisait de la prose (1).

Il y a des calculateurs du type auditif (Inaudy) et qui n'ont pas de schème visuel. Mais j'ai autre part (2) déjà fait la remarque que l'habitude qu'ont tous les prodiges calculateurs mentaux, prodiges ou non, de commencer les opérations par la gauche (la tête) des nombres rattache le calcul mental au calcul logarithmique. Cette habitude est au surplus par conséquent un phénomène banal et l'étonnement ressenti par les premiers observateurs des prodiges n'a donc pas de raison d'être.

En tout cas si le schème visuel est immédiatement rattachable à la loi psychophysique, comme je vais le montrer, et si la loi psychophysique est en relation étroite avec les lois de la fatigue mentale, la différence essentielle entre les calculateurs visuels et auditifs s'efface et n'est plus qu'une variation des lois qui régissent le fonctionnement du cerveau.

Voici comment on peut rattacher la loi psychophysique à la loi de la fatigue cérébrale simple (3).

---

(1) On ne peut objecter que les musiciens et les chanteurs n'emploient pas des échelles logarithmiques exactes rigoureusement. Toutes les lois biologiques ne sont que des moyennes, ou, comme on dit en physique atomique, des lois statistiques comme les descriptions anatomiques par exemple. C'est là une nouvelle raison pour ne pas retrouver la loi psychophysique dans des cas particuliers. On n'oubliera pas non plus que l'invention les « tables de logarithmes » (Napier, 1614) ne se confond pas avec la conception des logarithmes (Stifel, au moins, en 1544). Non seulement l'usage de la numération écrite décimale était nécessaire, mais l'emploi des logarithmes devait être en vue, pour l'astronomie en particulier (Kepler, 1609). Comme le dit Hoefer dans son *Histoire des mathématiques*, la constitution de l'esprit humain et le fonctionnement du cerveau impliquent certaines données mathématiques élémentaires, et les logarithmes sont sûrement de celles-là.

(2) *Psychologie des calculateurs prodiges*, (Journ. de psych. norm. et pathol. 1913). Binet a signalé que cette habitude obligeait pour apprécier exactement le temps consacré à une opération par le prodige à compter ce temps dès que l'on commence à énoncer le second nombre, par exemple. Cette précaution a été négligée dans l'observation de l'aveugle Fleury *(Encéphale n° 3, 1920)* où l'on compte le temps des opérations dès que Fleury a répété les nombres qui lui sont soumis.

(3) *Usure physiologique du cerveau et prétendu surmenage scolaire*, Rev. d'Hyg. et méd. infant. 1910, *et Durée du travail intellectuel et fatigue cérébrale*, Journ. de Psych. norm. et pathol. 1911.

Si l'on parcourt avec une vitesse uniforme une échelle logarithmique ou un schème visuel, par exemple, si chaque intervalle, 1 à 10, 10 à 100, 100 à 1000,... est parcouru dans un même « temps » ; ou encore, si l'on joue sur un piano successivement toutes les touches, qui sont de même largeur et qui correspondent à des rapports (des intervalles, disent les musiciens incorrectement) constants — d'un demi-ton tempéré — entre le nombre des vibrations des cordes successives (comme il y a douze touches par octave qui double le nombre des vibrations, ce rapport des vibrations vaut $\sqrt[12]{2}$) et que la durée d'appui sur les touches soit bien égale ; alors à chaque numéro des divisions de l'échelle ou des touches correspond le même numéro des instants égaux employés à passer d'une division ou d'une touche à l'autre. On pourra donc remplacer dans la formule de la loi psychophysique le nombre qui numérote les sensations par celui qui numérote les instants, et dire que « le temps est proportionnel au logarithme de l'Excitation ». Or la loi de la fatigue cérébrale simple, est d'après ce que je crois, au moins en première approximation, que la durée de l'effort est proportionnelle à la fatigue résultante. Il y a donc relation étroite entre la psychophysique et celle de la fatigue cérébrale. Cette conclusion peut se motiver par des considérations théoriques (1). Mais elle a été expérimentalement vérifiée pour

(1) Voir *Comment faire une théorie mécanique des phénomènes mentaux* (Journ. de Psych. norm. et path. 1908) et une note lue par M. Trenel résumant mes recherches (Soc. médico-psychol. mai 1910) dont j'extrais ce qui suit :

« ... Cette diminution progressive et inéluctable de l'utilisation possible d'une certaine quantité d'énergie employée, cette augmentation de sa stabilité, est appelée par les physiciens, Augmentation d'Entropie. L'Entropie mesure donc l'usure des transformations énergiques, et, de même que le « temps », elle ne peut jamais diminuer. Aussi Mach a-t-il pu dire que la notion de « temps » avait sa source dans la sensation d'usure de l'organisme. Posons donc avec lui : *Temps, ou durée d'activité = Sensation de fatigue.* On sait que la loi psychophysique... exprime que la *Sensation varie proportionnellement au Log. de l'Excitation*. Alors, si c'est la sensation spéciale de « Fatigue » que l'on envisage, on aura : *la sensation de Fatigue varie proportionnellement au Log. de l'intensité de la Fatigue.* Par suite, comparant cette relation avec la première, il viendra : *la durée de l'effort varie proportionnellement au Log. de la Fatigue...* La loi précédente ressemble à une remarque de Paul Janet, énoncée du reste en termes assez vagues pour que Delboeuf ait tiré de cette remarque une formule toute différente de la précédente, mais du même type que celles données par Ebbinghaus et Piéron pour l'évolution de la mémoire. En l'appliquant au cerveau dont les facultés d'acquisition décroissent avec les progrès de l'âge, on peut l'appeler *loi démentielle*... C'est cette loi qui sert de base à la Mécanique cérébrale... »

les sensations lumineuses par Lasareff *(Arch. de physiol. de Pflueger, 1913).* L'étude des schèmes numériques visuels qui peuvent être parcourus d'un mouvement uniforme aussi bien que les touches d'un piano, ou les divisions d'une échelle logarithmique (ces schèmes sont une sorte d'hallucination pour le calculateur) corrobore les expériences de Lasareff, et les vues théoriques qui ont guidé mes recherches.

Pour conclure, si l'on n'a aucune raison de concevoir que la psychologie d'un calculateur auditif diffère de celle d'un calculateur visuel, comme tous deux ont appris la suite naturelle des nombres en commençant par 1, 2, 3, 4, 5, 6,... (et non en l'ordre inverse), dans leur effort pour parcourir mentalement la « chaîne » (ainsi dit le visuel) ou la « suite » (cas de l'auditif) des nombres, la fatigue cérébrale résultante suit la loi logarithmique simple habituelle. Mais le visuel qui peut expliciter et extérioriser par le dessin le processus de son travail intellectuel nous fournit la preuve que ce processus, aussi bien pour lui que pour l'auditif, obéit aux lois psychophysique et de la fatigue cérébrale, lois qui n'en font qu'une.

Telles sont les principales remarques que paraissent suggérer les trois schèmes numériques reproduites ci-dessous.

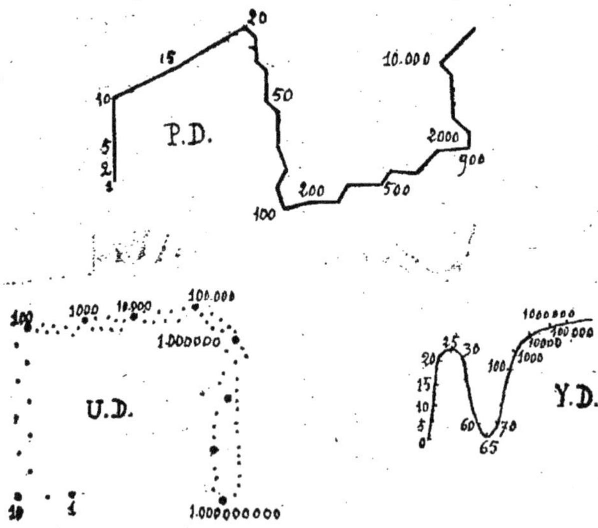

BIBLIOGRAPHIE [1]

Annexe au Rapport sur les Troubles Mentaux dans l'Encéphalite Epidémique

par MM. V. TRUELLE et G. PETIT

ABADIE ET HESNARD. Sur une forme psychique pure d'encéphalite épidémique. *Gaz. hebd. des Sciences médic. de Bordeaux*, 4 juill. 1920, n° 27, p. 314.

ABADIE ET HESNARD. Encéphalite aiguë épidémique chez un jeune garçon de quatorze ans. *Soc. de méd. et de chir. de Bordeaux*, 17 déc. 1920. *Gaz. hebd. des Sc. méd. de Bordeaux*, n° 4, p. 43, 23 janvier 1921.

ABADIE ET LABUCHELLE. Un cas de troubles mentaux consécutifs à une encéphalomyélite épidémique chez un enfant de six ans. *Soc. anatomo-clin. de Bordeaux*, 12 juin 1922. *Journ. de méd. de Bordeaux*, 25 oct. 1922.

ABADIE, MOLIN DE TEYSSIEU ET LABUCHELLE. Un cas de troubles mentaux post-encéphalitiques. *Soc. anatomo-clin. de Bordeaux*, 29 mai 1922.

ABRAHAMSON (Is.). The symptomatology of encephalitis lethargica. *New York Acad. of med.*, 20 mai 1920.

ABRAHAMSON (Is.). The chronicity in encephalitis lethargica. *Arch. of neurol. and psychiatrie*, oct. 1920, p. 428.

(1) Cette bibliographie est limitée à l'indication des principaux travaux ayant trait, d'une façon générale ou particulière, aux troubles mentaux ou psycho-organiques dans l'encéphalite épidémique. Pour les références d'ordre plus général, voir en particulier la Monographie d'*Achard* (Baillière 1921), l'article *Encéphalite léthargique*, des *Maladies du cervelet et de l'isthme de l'encéphale*, par CLAUDE et LÉVY VALENSI (Baillière 1922), la *Névraxite épidémique*, de BLOUQUIER DE CLARET (Th. de Montpellier 1920), la Monographie *de Conos* (Phénix. Constantinople 1922), les *Index bibliographiques annuels de la Revue neurologique* (Masson éd.), de l'*Encéphale* (Delarue éd.), etc.

ABRAHAMSON (Is.). Les troubles mentaux dans l'encéphalite léthargique. *Journal of nervous and m. Disease*, septembre 1920.

ABRAHAMSON (Is.). The epidemie of lethargic encephalitis. *New York med. Journ.*, 11 dec. 1920, p. 969.

ACHARD (CH.). La diversité clinique de l'encéphalite léthargique. *Bull. de l'Acad. de méd.*, 3 fév. 1920, p. 106.

ACHARD (CH.). L'évolution serpigineuse de l'encéphalite léthargique. L'hémorragie méningée au cours de la maladie. *Bull. de l'Acad. de méd.*, 6 avril 1920, p. 326.

ACHARD (CH.). Les aspects cliniques de l'encéphalite léthargique. *Paris médic.*, 24 juill. 1920, p. 69.

ACHARD (CH.). Les rapports de l'encéphalite léthargique avec d'autres états morbides. *Paris médic.*, 18 sept. 1920, p. 709.

ACHARD. L'encéphalite léthargique. 1 Vol. Paris. Baillière. 1921.

ACHARD (CH.) ET FOIX (CH.). Contribution à l'étude anatomo-pathologique de l'encéphalite léthargique. *Bull. et mém. de la Soc. médic. des hôpit. de Paris*, 10 déc. 1920, p. 1.560.

ACHARD (CH.) ET LEBLANC (A.). Encéphalite léthargique ; forme prolongée ; troubles de l'équilibre. *Bull. et mém. de la Soc. médic. des hôpit. de Paris*, 14 mai 1920, p. 668.

AGOSTINI (C.). Syndromes pseudo-parkinsoniens dans l'encéphalite épidémique. *Annali del manicomio prov. di Perugia*, 1921, p. 254.

ALLOCO. Conception unitaire des diverses formes d'encéphalite. *Riforma med.*, 29 mai 1920, p. 507.

ANGLADE ET VERGER. Syndrome d'encéphalo-myélite infectieuse à début pseudo-parkinsonien. *Soc. de méd. et de chir. de Bordeaux*, 9 janvier 1920. *Gaz. hebd. des Sc. méd.*, n° 5, p. 52, 1er fév. 1920.

ARCHAMBAULT. Choreo-athetoid and choreo-psychotic syndromes as clinical types or sequels of epidemic encephalitis. *Arch. of neurol. and psych.*, nov. 1920, p. 484.

ARDIN-DELTEIL (P.) ET RAYNAUD (M.). Nouvelles modalités cliniques de l'encéphalite épidémique. Les formes choréiques. *Bull. et mém. de la Soc. médic. des hôpit. de Paris*, 5 mars 1920, p. 341.

ARDIN-DELTEIL, RAYNAUD (MAUR.) ET DERRIEN. Nouvelles modalités cliniques de l'encéphalite épidémique. Formes ambulatoires pouvant simuler les débuts de la paralysie générale. *Bull. et mém. de la Soc. médic. des hôp. de Paris*, 19 mars 1920, p. 414.

ARÈNE (Mᵉⁿ-Major). L'encéphalite léthargique. *54e Congrès des Sociétés savantes à la Sorbonne*, 30 mars 1921.

ASCOLI. Sulla cosidetta encéphalite letargica. *XXV° Congresso di Med. int., Trieste,* 6-9 octobre 1919. *Riforma med.,* 18-25 octobre, p. 945.

AUBRY. Formes mentales de l'encéphalite léthargique. *Revue médic. de l'Est,* 1er janvier 1921, p. 1.

AUDIBERT (V.). L'encéphalite léthargique à Marseille. *Bull. et mém. de la Soc. médic. des hôpit. de Paris,* 4 avril 1919, p. 296.

BAB. L'élément psychique dans l'apparition de la diplopie dans un cas d'encéphalite léthargique. *Neurol. Centralblatt,* 16 juin 1920, p. 391.

BASSI. Psicosi infettive, con speciale riguardo all' encefalite letargica. *Soc. lombarda di Soc. med. e biol.,* Milano 8 avril 1921.

BASSOE. L'encéphalite épidémique. *Journal of the American medical association,* 5 avril 1919, p. 971.

BASSOE. The delirions and the meningo-radicular types of epidemic encephalitis. *Journ. of the Amer. medic. Associat.,* avril 1920, p. 1009.

BATTEN ET STILL. Stupeur épidémique des enfants. *Lancet,* 4 mai 1918, p. 636.

BEAUSSART (P.). Erythème toxi-infectieux, syndrome d'encéphalite léthargique. Guérison. *Bull. et mém. de la Soc. méd. des hôpitaux* n° 22, p. 881, 18 juin 1920.

BEAUSSART (P.). Délire aigu encéphalitique avec dermite pellagroïde. *Soc. clinique de méd. mentale,* 17 janvier 1921.

BEAUSSART (P.). Encéphalite épidémique. Note sur les cas traités à l'Asile d'aliénés de la Nièvre. *Annales médico-psychologiques,* mai 1922, n° 5, p. 408.

BECK. Encéphalite léthargique chez l'adulte. *Nederlandsch. Tijdschrift V. Geneeskunde,* 26 avril 1919, p. 1.494.

BÉNARD (R.). Les formes légères et les formes frustes de l'encéphalite léthargique. La dissociation cyto-albuminique. *Bull. et mém. de la Soc. médic. des hôpit. de Paris,* 20 fév. 1920, p. 232.

BÉNARD (R.). Le polymorphisme symptomatique dans l'encéphalite léthargique. *Journ. médic. français,* mars 1920, p. 128.

BÉNARD (R.). Les formes camouflées et les formes mono-symptomatiques de l'encéphalite aiguë épidémique. *L'hôpital,* mai 1920, n° 23, p. 433.

BÉNARD (R.) ET BOISSART (ET.). Un cas d'encéphalite aiguë myoclonique, puis léthargique, à type névralgique. *Bull. et mém. de la Soc. médic. des hôpit. de Paris,* 20 fév. 1920, p. 237.

BÉNARD (R.) ET ROUQUIER (A.). Les modifications humorales au cours du pithiatisme grave. Narcolepsie pithiatique et encéphalite léthargique. *Paris médic.,* 12 mars 1921, p. 217.

Bergé (A.) et Hufnagel (L.). Encéphalite léthargique subchronique à réactions méningées intenses. *Soc. médic. des Hôpit.*, 18 juin 1920.

Bériel (L.). La méningo-encéphalite épidémique et l'encéphalite léthargique. *Journ. de méd. de Lyon*, 5 mars 1920, 5 avril 1920, 25 nov.-10 déc. 1921, 20 juin 1922.

Bériel (L.). Etude générale des lésions du névraxe dans les méningo-encéphalites épidémiques. *Bull. de la Soc. médic. des hôpit. de Lyon*, 9 mars 1920, p. 61.

Bériel. La méningo-encéphalite épidémique ; les formes basses de la maladie. *Journ. de méd. de Lyon*, 20 oct. 1920, p. 543.

Bériel et Branche. Méningites, méningo-encéphalites et encéphalite léthargique. *Soc. méd. Hôpit. Lyon*, 3 fév. 1920. *Lyon méd.*, 25 mars 1920.

Bernard (L.) et Renault (J.). L'enquête épidémiologique du Ministère de l'Hygiène sur l'encéphalite léthargique en France. *Bull. de l'Académie de Méd.*, t. 83, n° 20, 18 mai 1920, p. 470.

Bernhard et Simon. Encéphalite léthargique. *Neurolog. Centralblat*, 1er avril 1920.

Betti. Sulla encefalite letargica. *Boll. della Clinica*, juill. 1920.

Beverley et Tucker. Encéphalite léthargique, épidémique, ou somnolence épidémique, obs. et autopsies. *Journ. of the Americ. med. Assoc.*, 17 mai 1919, p. 1448.

Bichelonne. Un cas d'encéphalite léthargique. *Soc. médecine militaire française*, 2 juin 1921, Bull. n° 6, 1921, p. 204.

Blanc (Ch.). L'encéphalite épidémique en Anjou. *Thèse de Paris* 1921.

Blanc (G.). Recherches expérimentales sur le virus de l'herpès. *Académie des Sciences*, 14 mars 1921, anal. *Gaz. hôpitaux*, 1921, p. 409.

Blouquier de Claret (A.). La névraxite épidémique. *Thèse de Montpellier*, 1920-1921, n° 155.

Blum (Paul). L'encéphalite léthargique. *Paris médic.*, 20 mars 1920, p. 236.

Blum et Hanns. Cas d'encéphalites polymorphes épidémiques observés à Strasbourg. *Revue méd. de l'Est*, 1er et 15 déc. 1920, p. 894 et 931.

Boinet et Petit. Cinq cas d'encéphalite épidémique. *Marseille médic.*, 15 juin 1920, p. 618.

Bosc (F). Dix-huit cas d'encéphalite léthargique (grippe à forme nerveuse primitive). Epidémie de la région de Montpellier. *Bull. et mém. de la Soc. médic. des hôpit. de Paris*, 26 mars 1920, p. 459.

Bosc (F.). Le délire dans l'encéphalite léthargique et les formes délirantes simples. *Bull. et mém. de la Soc. médic. des hôpit. de Paris*, 7 mai 1920, p. 648.

Bosc (F.). Myoclonies et formes myocloniques subaiguës malignes, dans l'encéphalite léthargique. *Bull. et mém. de la Soc. médic. des hôpit. de Paris*, 16 juill. 1920, p. 1042.

Bourges (H.) et Marcandier (A.). Note sur un cas d'encéphalite léthargique avec coexistence de somnolence, paralysies partielles oculaires, mouvements choréo-athétosiques, secousses myocloniques, catatonie et troubles délirants (forme mixte à symptômes intriquès). *Bull. et mém. de la Soc. médic. des hôpit. de Paris*, 14 mai 1920, p. 685.

Bourges (H.) et Marcandier (A.). Note à propos de quelques cas d'encéphalite épidémique observés en ce moment à Brest. *Bull. et mém. de la Soc. médic. des hôpit. de Paris*, 18 juin 1920, p. 842.

Boveri. Encéphalite léthargique. *Atti della Soc. Lombarda di Sc. med. e biol.*, 13 fév. 1920.

Boveri (P.). Sulla persistenza des manifestazioni avarie consecutive alla encefalite epidemica. *Soc. Lomb. di Sc. med. e biol. in Milano*, 2 juill. 1920. *Policlinico*, 1er nov. 1920, p. 1254.

Boyé (G.) et Lévy (F.). Un cas curieux d'encéphalite épidémique. *Gaz. hebd. des Soc. méd. de Bordeaux*, 9 janv. 1921, n° 2, p. 14.

Breine (A.). Clinical, pathological and experimental observation on the « mysterious disease », a clinical aberrant form of poliomyelitis. *Medic. journ. of Australia*, mars 1918, p. 209.

Bremer. Formes mentales de l'encéphalite épidémique. *Soc. de Psychiatrie*, 17 juin 1920.

Briand (M.). Les troubles mentaux dans l'encéphalite léthargique. *Soc. de Psychiatrie*, 17 juin 1920.

Briand (M.). Les troubles mentaux de l'encéphalite épidémique au point de vue médico-légal. *Bull. de l'Acad. de méd.*, 22 nov. 1921, p. 286.

Briand (M.). Syndrome de Parkinson tardif par encéphalite épidémique. *Soc. de Psychiatrie*, 18 mai 1922.

Briand (M.) et Borel (A.). Hypomanie consécutive à une encéphalite léthargique chez un enfant de neuf ans. *Soc. clinique de méd. mentale*, 21 juin 1920.

Briand (M.) et Porc'her (Yves). Séquelles d'encéphalite épidémique chez un enfant de dix ans. *Soc. clinique de méd. mentale*, 18 avril 1921.

Briand (M.) et Reboul-Lachaux (Ch). Troubles du caractère et séquelles mentales de l'encéphalite épidémique chez les enfants. *Soc. clinique de méd. mentale*, 17 déc. 1921, p. 58.

Briand (M.) et Rouquier (A.). Quelques cas d'encéphalite léthargique à forme délirante et hallucinatoire. *Bull. et mém. de la Soc. médic. des hôpit. de Paris*, 13 fév. 1920, p. 198.

Briand (M.) et Rouquier (A.). Rapports entre certains états pithiatiques ou anorganiques et l'encéphalite épidémique. *Soc. de Psychiatrie*, 17 juin 1920.

Briand (M.) et Rouquier (A.). Mouvements choréiformes ou pseudo-athétosiques intermédiaires entre l'encéphalite et les états pithiatiques vrais. *Progrès médical*, n° 24, p. 274, 19 juin 1920.

Briand (M.) et Rouquier (A.). Les formes mentales de l'encéphalite épidémique. *XXIVe Congrès des Aliénistes et Neurologistes de France*, Strasbourg, 2 août 1920.

Briand (M.) et Rouquier (A.). Séquelles mentales de l'encéphalite épidémique. *Congrès de Luxembourg*, 1er-6 août 1921.

Burguer (H.) et Focquet (R.). L'encéphalite léthargique. *Arch. médic. belges*, janv. 1919, p. 19, n° 1.

Buzzard. Encéphalite léthargique. *Proceedings of the R. Society of Médicine*, vol. xii, n° 9. *Section of Neurology*, 9 juill. 1919, p. 56.

Buzzard et Greenfield. L'encéphalite léthargique, ses séquelles, son anatomie pathologique. *Brain, vol. XLII, part. IV*, janv. 1920, p. 305.

Buzzard (A.) et Greenfield. Lethargic encephalitis. *British med. journal*, 20 nov. 1920, p. 782.

Cade et Brette. Encéphalite fruste et discrète avec myoclonie transitoire et troubles psychiques. *Bull. de la Soc. médic. des hôpit. de Lyon*, 13 avril 1920, p. 76.

Camus. Revue de neurologie. Encéphalite léthargique. *Paris méd.*, 4 oct. 1919, p. 259.

Capgras (J.) et Reboul-Lachaux. Arythmie respiratoire et troubles mentaux. Séquelles probables d'encéphalite épidémique. *Soc. clinique de méd. mentale*, 17 juill. 1922.

Carducci. Les formes cliniques de l'encéphalite léthargique. *Rivista Ospedaliera*, 15 janv. 1920.

Castaigne. Encéphalite léthargique. *Journ. méd. français*, mars 1920, p. 89.

Chalot (Mme). Contrib. à l'étude du diagnostic clinique de l'encéphalite épidémique chez l'enfant. *Thèse de Paris*, 1921.

CHARUEL ET ABELY (X.). Une épidémie de nevraxite épidémique localisée. *Rev. neurolog.*, 1921, p. 819.

CHAUFFARD. L'encéphalite épidémique. *Bull. de l'Acad. de méd.*, 17 fév. 1920, p. 140.

CHAVIGNY (P.) ET GELMA (E.). Les prodromes psychopathiques de l'encéphalite épidémique dans leurs rapports avec l'expertise médico-légale. *Bull. de l'Acad. de méd.*, 26 juill. 1921, p. 113.

CLAISSE (P.). Encéphalite léthargique. *Soc. méd. des hôpit.*, 7 mars 1919.

CLELAND ET CAMPBELL. L'épidémie australienne d'encéphalo-myélite. *Journal of Nervous and mental Disease*, fév. 1920, p. 137.

CLAUDE (H.). A propos de l'encéphalite léthargique. *Bull. et mém. de la Soc. méd. des hôpit.*, 19 avril 1918.

CLAUDE (H.). Les suites éloignées de l'encéphalite léthargique. *Bull. de l'Acad. de méd.*, 2 mars 1920, p. 215.

CLAUDE (H.). Forme myotonique de l'encéphalite léthargique. *Soc. méd. des hôpit.*, 27 fév. 1920.

CLAUDE (H.). Troubles mentaux dans l'encéphalite épidémique. *Soc. de Psychiatrie*, 15 juill. 1920.

CLAUDE (H.). Syndrome strio-pallidal à étapes successives et à rechutes dans l'encéphalite léthargique. *Soc. de Neurol.*, 3 mars 1921.

CLAUDE (H.). Sur certains troubles mentaux du tonus au cours du syndrome parkinsonien. *Soc. de Neurol.*, 3-4 juin 1921. *Revue neurologique*, 1921, n° 6, p. 648.

CLAUDE (H.). Suites éloignées de certains troubles mentaux post-encéphalitiques. *Soc. médico-psychologiques*, 27 fév. 1922.

CLAUDE ET BROUSSEAU. Troubles mentaux d'origine encéphalitique à début confusionnel avec palilalie et tachyphémie. *Soc. clinique de méd. mentale*, 15 mai 1922, p. 395.

CLAUDE (H.) ET DE LAULERIE (J.). Deux cas d'encéphalite épidémique survenus dans le milieu hospitalier. *Bull. et mém. de la Soc. médic. des hôpit. de Paris*, 14 janv. 1921, p. 36.

CLAUDE (H.) ET LÉVY-VALENSY. Maladies du cervelet et de l'isthme de l'encéphale. Art. : *Encéphalite léthargique*, p. 338 et suiv., 1 vol., *Baillière*, 1922.

CLAUDE ET SCHAEFFER. Encéphalite léthargique à forme aiguë, avec examen anatomique. *Bull. Soc. méd. des hôpit. de Paris*, 23 mai 1919, p. 521.

COLLIN (A.), TOBOLOWSKA, REQUIN. Séquelles d'encéphalite léthargique. Présentation de trois malades. *Soc. médico-psychologique*, 29 mai 1922.

Combemale (F.) et Duhot (E.). Note sur les caractères de l'encéphalite léthargique observée à Lille. *Bull. de l'Acad. de méd.*, 13 avr. 1920, p. 348.

Combemale (P.), Vullien et Selosse. Encéphalite épidémique; troubles du caractère et hypomanie chez une enfant. *Echo médic. du Nord*, n° 6, 1922.

Combemale, Vullien, Selosse. Syndrome parkinsonien post-encéphalitique ; état mental. *Echo médic. du Nord*, n° 2, 1922.

Comby (J.). L'encéphalite aiguë chez les enfants. *Bull. et mém. de la Soc. médic. des hôpit. de Paris*, 6 fév. 1920, p. 161.

Comby (J.). L'encéphalite aiguë particulièrement chez les enfants. *Revue méd. franç.*, juill. 1920, p. 11.

Conos (B.). L'encéphalite léthargique. 1 vol. 175 pages, Constantinople, Phénix, 1922.

Coquet (de). Syndrome tétanique. Encéphalo-myélite diffuse. *Soc. de méd. et de chirurg. de Bordeaux*, 7 nov. 1919. *Gaz. hebd. des Sc. méd. de Bordeaux*, n° 1, p. 2, 4 janv. 1920.

Coquet (de). Nouveaux cas d'encéphalo-myélite diffuse épidémique. *Soc. de méd. et de chir. de Bordeaux*, 13 février 1920. *Gaz. hebd. des Sc. méd. de Bordeaux*, n° 11, p. 128, 14 mars 1920.

Couritas (A.). Contribution à l'étude clinique de l'encéphalite épidémique. *Thèse de Montpellier*, 1920-1921, n° 22.

Cramer (A.). L'encéphalite léthargique. *Rev. médic. de la Suisse romande*, 20 mai 1919.

Creyx. A propos de l'encéphalo-myélite aiguë diffuse épidémique. Forme myoclonique et délirante. *Journ. de méd. de Bordeaux*, 10 avril 1920.

Cruchet (R.). L'encéphalo-myélite diffuse et l'encéphalite léthargique. *Paris médic.*, 14 juin 1919, p. 474, n° 24.

Cruchet (R.). Encéphalo-myélite et méningo-encéphalo-myélite diffuse. *Soc. de méd. et de chir. de Bordeaux*, 9 janvier 1920. *Gaz. hebd. des Sc. méd.*, n° 4, p. 45, 25 janvier 1920.

Cruchet (R.). Encéphalo-myélite diffuse. *Soc. de méd. et de chir. de Bordeaux*, 13 février 1920. *Gaz. hebdomad. des sciences méd. de Bordeaux*, 21 mars 1920.

Cruchet. La conception bordelaise de l'encéphalite léthargique ou encéphalo-myélite épidémique. *Journ. de méd. de Bordeaux*, 10 janv. 1921.

Cruchet (R.). L'encéphalo-myélite épidémique à Bordeaux et dans la région voisine. *Soc. de méd. et chir. de Bordeaux*, 10 déc. 1920. *Gaz. hebd. des sc. médic. de Bordeaux*, 16 janv. 1921.

CRUCHET (R.). La forme bradykinésique (ou pseudo-parkinsonienne) de l'encéphalo-myélite épidémique. *Réun. neurolog. ann. Revue neurolog.*, juin 1921, p. 665.

CRUCHET (R.) ET ANGLADE. Encéphalo-myélite et méningo-encéphalo-myélite diffuse. *Soc. de méd. et de chir. de Bordeaux*, 7 novembre 1919 et 9 janvier 1920.

CRUCHET (R.) ET ANGLADE. Nouveaux cas d'encéphalo-myélite épidémique. *Soc. de méd. et de chir. de Bordeaux*, 8 févr. 1920.

CRUCHET, GINESTOUS, GALTIER, ANGLADE, VERGER. L'encéphalo-myélite épidémique à Bordeaux et dans les régions voisines. *Soc. de méd. et de chir. de Bordeaux*, 10 décembre 1920.

CRUCHET (R.), MOUTIER ET CALMETTES. Quarante cas d'encéphalo-myélite subaiguë. *Bull. et mém. de la Soc. médic. des hôpit. de Paris*, 27 avril 1917, p. 474.

CRUCHET (R.), MOUTIER (F.) ET CALMETTES (A.). Le pronostic de l'encéphalo-myélite épidémique. *Bull. et mém. de la Soc. médic. des hôpit. de Paris*, 29 oct. 1920, p. 1279.

CRUCHET (R.) ET ROCHER. Séquelle du type myorythmique chez un enfant atteint d'encéphalo-myélite épidémique. *Soc. de méd. et de chir. de Bordeaux*, 15 avril 1921. *Gaz. hebd. des Sc. méd. de Bordeaux*, n° 27, p. 320, 3 juillet 1921.

CRUCHET, VERGER, GALTIER, M. DE TEYSSIEU, HESNARD, ETC. Discussion sur l'encéphalo-myélite épidémique. *Soc. de méd. et de chir. de Bordeaux*, 20 février 1920, n° 13, p. 150.

DAGNINI. Osservazioni cliniche su alcuni casi di encefalite. *Soc. méd.-chir. di Bologna*, 12 mars 1920.

DALMAZZONI. Observations cliniques sur l'encéphalite léthargique. *Riforma méd.*, 13 mars 1920.

DANDLO (R.). Le diagnostic différentiel de la stupeur encéphalitique et des autres formes de stupeur. *Travail de la clinique du professeur Pfersdorf*. Thèse de doctorat manuscrite (régime allemand, 1921). Anal. in *Encephale*, n° 5, mai 1922, p. 327.

DAUMAS (J.). Le syndrome parkinsonien post-encéphalitique chez l'enfant. *Thèse de Montpellier*, 1920-1921, n° 148.

DELATER. Auto-observation d'encéphalite léthargique. *Paris médic.*, 30 oct. 1920, p. 316, n° 44.

DELATER ET ROUQUIER. Un cas d'encéphalite épidémique aiguë à localisation corticale (forme mentale pure avec narcolepsie). *Bull. et mém. de la Soc. médic. des hôpit. de Paris*, 11 nov. 1921, p. 1483.

Demole. Encéphalite léthargique. *Revue méd. de la Suisse romande*, juin 1920, p. 352.

Denéchau. Encéphalite léthargique. *Bulletin méd.*, 1920, n° 5.

Denéchau et Blanc (Ch.). L'épidémie d'encéphalite en Anjou 1919-1920. Aperçus de 31 cas. *Bull. et mém. de la Soc. médic. des hôpit. de Paris*, 17 déc. 1920, p. 1613, n° 40.

Deny et Klippel. Encéphalite épidémique et apparence de démence précoce. *Revue neurol.*, avril 1922, p. 402.

Denyer et Morley. Un cas d'encéphalite léthargique et myoclonique simulant la rage. *The Britih médical journal*, n° 3136, 5 février 1921.

Dopter (Ch.). La contagiosité de l'encéphalite épidémique. *Paris méd.*, 4 juin 1921, p. 458, n° 23.

Dreyfous. Deux cas d'encéphalite à type mental. *Rev. médic. de l'Est*, 1er janv. 1921, p. 12.

Dreyfus. Die gegenmartige enzephalitis epidemie. *Munchener méd. Wochens*, 1920, n° 19.

Dubourg (E.). Encéphalite épidémique avec syndrome pseudo-parkinsonien chez un enfant de 13 ans. *Soc. de méd. et de chir. de Bordeaux*, 13 février 1920. *Gaz. hebd. des Sc. méd. de Bordeaux*, n° 11, p. 129, 14 mars 1920.

Dumolard et Aubry. Considérations sur quelques cas d'encéphalite aiguë, avec prédominance de manifestations convulsives observées à Alger. Augmentation du taux du sucre dans le liquide céphalo-rachidien. Rapports avec l'encéphalite léthargique. *Bull. et mém. de la Soc. médic. des hôpit. de Paris*. 5 mars 1920, p. 317.

Dunn (D.) et Francis W. Heagey (de Omaha). Encéphalite épidémique avec une revue de 115 cas américains. *Américain Journal of the med. Sc.*, t. CLX, n° 4, oct. 1920, p. 568-582.

Dupouy (R.). Encéphalite léthargique à forme choréique subaiguë. *Bull. et mém. de la Soc. médic. des hôpit. de Paris*, 28 mai 1920, p. 759, n° 19.

Dupouy (R.). Troubles mentaux dans l'encéphalite épidémique. *Soc. de Psychiatrie*, 17 juin 1920.

Durand (H.). L'encéphalite léthargique. *Revue de méd.*, n° 6, p. 321, juin 1920.

Durodié. Histoire de l'encéphalite léthargique. *Soc. de méd. et de chir. de Bordeaux*, 27 févr. 1920, n° 14, p. 165.

Economo (C.) Encephalitis lethargica. *Wiener Klin., Wochenschr.*, 18 mai 1917.

Economo (C.). Neue Beitrage Zur Encephalitis lethargica. *Neurolog. Zentralbl.*, 1917, p. 866, 17 nov.

Economo (C.). Ein Fall von chronischer schubweise verlaufender Encephalitis lethargica. Bemerkungen zur Frage Grippe enzephalitis und E. lethargica. *Münch. med. Wochenschr*, 1919, n° 46.

Economo (C.). Encephalitis lethargica epidemica non suppurativa. *Wien. Klin. Wochensch.*, nov. 1919.

Economo (C.). Encephalitis lethargica subchronica. *Wiener Arch. f. nin. Med.*, 1920, p. 371.

Economo (C.). Considérations sur l'épidémiologie de l'encéphalite léthargique et sur ses différentes formes. *Arch. Suisses de Neurol. et de Psych.*, 1920, fascicules VI, 2, p. 276 et s.

Economo (C.). L'encéphalite léthargique. *Policlinico* (sez. med), mars-avril 1920.

Economo (C.). Encéphalite léthargique. *Neurolog. Centralblatt*, p. 18, 1er avril 1920.

Economo (C.). Die encephalitis lethargica. *Wien med. Wochenschr.*, 15 et 22 avril 1920, p. 329 et 361.

Economo (C.) de Trieste (Italie). L'encéphalite léthargique. *Gaz. hebdom. des Sciences médic. de Bordeaux*, n° 34, page 399, 22 août 1920.

Ely. L'encéphalite léthargique. *Journ. of. the Americ. med. Assoc.*, 5 avril 1919, p. 985.

Ely. Encéphalite épidémique, ses séquelles, tendances à la chronicité et à l'amélioration. *J. of. Nervous and Mental diseases*, t. LIII, n° 2, p. 119, 1921.

Ernst. Contribution à l'étude clinique des syndromes parkinsoniens consécutifs à l'encéphalite dite léthargique. *Thèse de Paris*, 10 mai 1921.

Eschbach (H.). Formes suraiguës de l'encéphalite léthargique. *Bull. et mém. de la Soc. méd. des hôpit. de Paris*, t. 37, n° 25, 21 juillet 1921, p. 1119.

Eschbach et Matet (P.). Encéphalite léthargique à forme délirante et hallucinatoire. *Bull. et mém. de la Soc. médic. des hôpit. de Paris.* 23 juill. 1920, p. 1081.

Escobar (Léonidas de). Encéphalite épidémique de forme diffuse. *Arch. Rio Grandenses de Méd.*, n° 4, p. 179, juillet 1920.

Etienne (G.). Encéphalite léthargique. *Soc. méd. des hôpit. de Paris*, 23 mai 1919.

Etienne, Caussade et Benech. Encéphalite léthargique et encéphalomyélite. *Revue méd. de l'Est*, 1er septembre 1919.

Euzière. Discussion sur l'encéphalite léthargique. *Soc. des Sciences méd. de Montpellier*, 20 et 27 février 1920.

Fletcher et Rollerdon. Somnolence diurne et insomnie nocturne, manifestations de l'encéphalite épidémique. *The British Journ. of. childr. dis.*, avril-juin 1921.

Foix (Ch.). Art. encéphalite léthargique. *Traité de path. méd. de Sergent. Neurologie*, tome I, p. 189 et s.

Fornara (L. et P.). L'encefalite letargica. *Il Policlinico*, 1920.

Fragnito (O.). Sur l'encéphalite léthargique avec considérations particulières sur les symptômes cérébelleux et le supposé centre hypnique. *R. acad. dei Fisio. in Siena*, 30 janvier 1920.

Frank (C.). Formes cliniques, diagnostic, pronostic et traitement de l'encéphalite épidémique, aussi nommée léthargique. *Arch. gén. di neurop. e psich.*, Naples, 1er trim. 1920.

Froment. De la micrographie dans les états parkinsoniens post-encéphalitiques et des conditions susceptibles de la modifier. *Réunion neurol.*, 3-4 juin 1921.

Froment (J.). Le déficit psychique dans les états parkinsoniens post-encéphalitiques. *Réun. neurolog. ann. Rev. neurolog.*, juin 1921, p. 637.

Froment et Comte. Encéphalite épidémique à forme délirante. *Lyon méd.*, 25 juin 1920.

Froment et Gardère. Encéphalite aiguë avec léthargie et paralysies oculaires. *Soc. méd. Hop. Lyon*, 3 février 1920. *Lyon méd.*, 10 mars 1920.

Gaines. Epidemic encephalitis. *Georgia med. Assoc. J.*, décembre 1920, p. 190.

Galtier (J.). A propos de quelques psychoses toxi-infectieuses récentes. L'encéphalite léthargique. Considérations pathogéniques. *Progrès méd.*, 3 juil. 1919, p. 261.

Garzon. L'encéphalite léthargique chez l'enfant. *Revista medica del Uruguay*, novembre 1920, p. 509.

Gasbarrini et Sala. Sur l'encéphalite léthargique, particulièrement en ce qui concerne certaines suites. *Bolletino della Soc. med. chidi Pavia*, fasc. 1-2, 14 mai 1920.

Gelma et Hanns. Encéphalite épidémique. *XXIVe Congrès des aliénistes et neurologistes de France*, Strasbourg, 2-7 août 1920.

Gelma et Hanns. Sur le sommeil et les troubles psychiques de l'encéphalite léthargique. *Annales de Méd.*, 1921, n° 1.

Gintz. Contribution clinique à l'encéphalite léthargique. *Casopis lekaruv Ceskych*, 1920, n° 36.

Giugni. Observations cliniques sur quelques cas d'encéphalite léthargique. *Policlinico* (sez prat.), 26 janvier 1920.

Goldflam. Contribution à l'étude des diverses formes d'encéphalite non purulente. Polio-encéphalite supérieure (léthargique). *Lek Wojsk*, 1er sept. 1920.

Goldflam. La grande épidémie d'encéphalite de l'année 1920. (Die Grosse Encephalitis épidémie des Jahres 1920). *Deutsche Zeitschrift für Nerveinheilkunde.* Januar 1922, Band. 73, Heft. I. *L'Encéphale*, n° 7, juillet 1922.

Gordon. Polymorphism of epidemic encephalitis lethargica. Clinical and pathological types and differential diagnosis. *New-York med. Journ.*, 11 déc. 1920, p.926.

Gougerot. Nouvelle conception de l'Herpès. *Soc. de Path. comparée*, 10 janvier 1922.

Grage. Recherches cliniques sur l'encéphalite grippale. (Klinische Beobachtungen über Grippe encephalitis). *Deutsche Zeitschrift für Nervenheilkunde*, Februa 1922, Band. 73, Heft. 3.

Groebbels (Fr.). Uber Encephalitis lethargica. *Münch. med. Wochenschr*, 1920, n° 5.

Grosz. Zur Frage der Encephalitis lethargica. *Wien. Klin. Wochenschr*, 26 févr. 1920, p. 192.

Guillain (G.). Encéphalite léthargique avec crise épileptique initiale. *Bull. et mém. de la Soc. médic. des hôpit. de Paris*, 15 oct. 1920, p. 1238.

Guillain et Gardin. Syndrome parkinsonien hypertonique et catatonique avec glycosurie consécutive à une encéphalite léthargique. *Bull. et mém. de la Soc. méd. des hôpit. de Paris*, mai 1921, p. 676.

Guillain (G.), Léchelle (P.). Un cas de contagion d'encéphalite léthargique. *Bull. de l'Académie de méd.*, n° 39, p. 321, 14 décembre 1920.

Guillain (G.) et Léchelle (P.). Etat de narcolepsie dite hystérique ayant simulé une encéphalite léthargique. *Bull. et mém. de la Soc. médic. des hôpit. de Paris*, 15 oct. 1920, p. 1239, n° 30.

Guiraud. Corpuscules cytoplasiques acidophiles dans l'encéphalite léthargique (corps en disque et en rosace). Présentation de préparations. *Soc. clinique de méd. mentale*, 17 juillet 1922.

Guizetti (Pietro). Sur l'anatomie pathologique de l'encéphalite léthargique. *Riforma med.*, n° 30, p. 806, 4 sept. 1920.

Gutmann (René-A.) et Kudelski. Encéphalite léthargique datant de cinq ans avec séquelles myopathiques à type Landouzy-Dejerine. *Bull. et mém. de la Soc. méd. des hôpit. de Paris*, 14 janvier 1921, p. 24.

Halbron. Encéphalite léthargique. *Médecine*, décembre 1919, p. 155.

Hall (A.). Epidemic encephalitis. *The Brit. med. Journ.*, 20 août 1918, p. 461.

Happ et Blackfan. Isomnia following acut epidemic (lethargic) encephalitis in children. *Journ. of the Amer. med. Assoc.*, 13 novembre 1920, p. 1337.

Harmand (G.). Troubles psychiques dans l'encéphalo-myélite épidémique. *Thèse de Bordeaux*, 2 juin 1920.

Harvier. L'encéphalite épidémique. *Vie médicale*, n° 1, p. 26, juillet 1920.

Harvier. Recherches expérimentales sur l'encéphalite aiguë épidémique. *Revue de médecine*, 1920, n° 6, p. 354.

Harvier et Levaditi. Recherches sur l'encéphalite léthargique. *Bull. et mém. de la Soc. médic. des hôpitaux de Paris*, 6 février 1920, p. 179-181.

Harvier et Levaditi. Lésions des centres nerveux dans l'encéphalite myoclonique. *Bull. et mém. de la Soc. médic. des hôpit. de Paris*, 5 mars 1920. p. 310.

Harvier et Levaditi. Virulence des centres nerveux dans l'encéphalite six moix après le début de la maladie. Virus encéphalitiques atténués. *Bull. et mém. de la Soc. méd. des hôpitaux de Paris*, 3 décembre 1920, p. 1487.

Haushalter. Forme prolongée d'encéphalite léthargique avec syndrome parkinsonien chez un enfant. *Rev. méd. de l'Est*, 15 déc. 1920, p. 944.

Heitz (J.) et Verny. Syndrome parkinsonien fruste, suite d'encéphalite, chez une fillette de 14 ans. *Réunion neurol.*, 3-4 juin 1921. *Revue neurologique*, 1921, n° 6.

Hesnard. La psycho-encéphalite aiguë épidémique et les troubles psychiques de l'encéphalite aiguë dite léthargique. *Soc. de méd. et de chir. de Bordeaux*, 19 mars 1910. *Gaz. des Sc. méd.*, n° 21, p. 243, 23 mai 1920.

Hesnard. Les troubles psychiques dans l'encéphalite léthargique. *Gazette hebd. des sciences médicales de Bordeaux*, 23 mai 1920.

HESNARD. La psycho-encéphalite aiguë épidémique et les troubles psychiques de l'Encéphalite aiguë, dite léthargique. *Encéphale*, 10 juillet 1920, n° 7.

HEUYER. L'encéphalite léthargique (Revue générale). *L'hôpital*, mai 1920, n° 23.

HOFSTÄDT (F.). Forme spéciale de troubles du sommeil consécutive chez des enfants à l'encéphalite épidémique. *Münchener mediz. Wochens.*, 26 novembre 1920.

HOWELL. Lethargic encephalitis. *Practitioner*, avril 1920, p. 290.

HUNT. Encéphalite léthargique. *Med. Record.*, 15 mai 1920, p. 815.

JACQUIN (de Bourg). Polymorphisme symptomatique dans un cas d'encéphalite : zona, algies, myoclonies, crises épileptiformes, puis syndrome parkinsonien. Considérations sur l'état mental dans le parkinsonisme post-encéphalitique. *Soc. de neurologie*, 3-4 juin 1921.

JANET. Encéphalite léthargique à forme ambulatoire. *Soc. de pédiatrie*, 20 janvier 1920, *Arch. de méd. des enfants*, mars 1920, p. 199.

JORGE (R.). L'encéphalite léthargique. Epidémiologie, nosologie, histoire. *Bull. mens. de l'Office internat. d'hyg. publique*, déc. 1920, n° 12.

JOURDIN. Note au sujet de l'encéphalite léthargique ou névraxite épidémique. *Arch. de méd. et de pharmacie militaires*, t. 74, n° 2, p. 188, février 1921.

KAHN (P.). Un cas d'encéphalite successivement névralgique, psychique, choréiforme, myoclonique, léthargique avec séquelles hémimyocloniques après la guérison. *Bull. et mém. de la Soc. médic. des hôpit. de Paris*, 30 avril 1920, p. 542.

KAHN (P.). Deux observations de troubles nerveux ayant reproduit, au cours de l'encéphalite léthargique, le tableau de la chorée de Sydenham et celui de l'hébéphréno-catatonie. *Soc. de Psychiatrie*, 15 juillet 1920.

KAHN (P.), BARBIER ET BERTRAND. Sur un cas de hoquet épidémique avec autopsie. Lésions de névraxite à prédominance bulbaire et certicale. *Soc. méd. des hôpit.*, 27 mai 1921, p. 787.

KAHN (P.). Deux observations de syndromes psychiques consécutifs à une encéphalite léthargique. *Soc. de Psychiatrie*, 16 juin 1921.

KAHN (P.) ET BENDA. Encéphalite épidémique et syndrome de démence précoce. *Soc. de Psychiatrie*, 17 novembre 1921.

KAHN (P.). La psychose encéphalitique. *Soc. de Psychiatrie*, 27 avril 1922.

KAHN (P.). Troubles psychiques à physionomie spéciale au cours d'une encéphalite léthargique. *Soc. médico-psychologique*, 26 juin 1922, p. 453.

KENNEDY. Encéphalite épidémique avec stupeur. *Médical record*, 19 avril 1919.

KOESSLER. Encéphalite léthargique et catatonie. *XXIVe Congrès des aliénistes et neurologistes de France*, Strasbourg, 2 août 1920.

KINDBERG (LÉON) ET LELONG (MARCEL). Encéphalite léthargique à forme aphasique. *Bull. et mém. de la Soc. médic. des hôpit. de Paris*, 4 nov. 1921, p. 1435.

KLIPPEL, BRIAND (M.), VURPAS, MEIGE (H.). Discussion sur l'encéphalite épidémique. *Soc. de Psychiatrie*, 15 juillet 1920.

KIPPEL, DENY ET FLORAND (J.). Syndrome de rire spasmodique et de titubation cérébelleuse. *Soc. de Psychiatrie*, 17 novembre 1921.

KRAMER. Rudimentare Enzephalitis. *Gesellschaft der Aerzte in Wien.*, 13 février 1920. *Wiener Klin. Wochens.*, 26 février 1920, p. 201.

LABEAU. Encéphalo-myélite épidémique. *Soc. de Méd. et de chirur. de Bordeaux*, 18 mars 1921. *Gaz. hebd. des Sc. méd.*, 5 juin, 1921, n° 23, p. 273.

LAGRIFFE (L.). Syndrome confusionnel au cours de l'encéphalite léthargique. *Soc. clinique de Méd. mentale*, 23 janvier 1922, p. 122.

LAIGNEL-LAVASTINE. Les troubles psychiques de l'encéphalite léthargique. *Gaz. des Hôp.*, n°s 21 et 26, 26 et 31 mars 1921.

LAIGNEL-LAVASTINE. Syndromes neuro-végétatif et parkinsonien chez un encéphalitique léthargique. *Réunion neurol.*, 3-4 juin. *Rev. N.*, 1921, p. 641.

LAIGNEL-LAVASTINE ET COULAUD. Forme neuro-végétative de l'encéphalite épidémique. *Bull. et mém. de la Soc. des hôpit. de Paris*, 19 juill. 1921, p. 1192.

LAIGNEL-LAVASTINE ET LOGRE. Hébéphréno-catatonie et encéphalite léthargique. *Soc. de Psychiatrie*, 17 juin 1920.

LAROCHE (DE). Un cas de contagion familiale d'encéphalite léthargique. *Paris médical*, 25 sept. 1920, p. 229.

LAROCHE (GUY) ET FILASSIER. Un cas d'encéphalite épidémique à forme névralgique et délirante puis léthargique. *Paris médic.*, 19 juin 1920, p. 501.

LAUBIE (de Donzenac). Sur dix observations résumées d'encéphalite léthargique. Mémoire présenté par M. H. Vincent. *Bull. de l'Acad. de méd.*, 20 avril 1920, p. 357.

Laudie (de Donzenac). Réveil épidémique d'encéphalo-myélite. Cas sporadiques. *Gaz. hebd. des Sc. méd. de Bordeaux*, 13 février 1921, n° 7, p. 74 et s.

Lemerre (A.). Encéphalite épidémique familiale. Transmission probable du virus par une personne atteinte depuis près de trois ans. *Bull. et mém. de la Soc. méd. des Hôpitaux de Paris*, t. XXXVI, n° 41, p. 1628, 6 janvier 1921.

Lemerre (A.). Encéphalite épidémique familiale. Transmission probable du virus par une personne atteinte depuis près de trois ans. *Bull. et mém. de la Soc. médic. des hôpit. de Paris*, 31 déc. 1920, p. 1628.

Lépine (J.). Encéphalites et myélites frustes infectieuses. *Soc. de méd. de Lyon*, 2 février 1920. *Lyon méd.*, 25 mars 1920.

Lépine (J.). Le terrain dans les encéphalites infectieuses. *Bull. de l'Acad. méd.*, 1920, 2e semestre, n° 36.

Lereboullet (P.) et Hutinel (J.). Un nouveau cas d'encéphalite épidémique. *Soc. méd. des hôpit. de Paris*, 4 avril 1919.

Lereboullet et Foucard. Encéphalite aiguë à forme myoclonique chez l'enfant. *Bull. et mém. de la Soc. des méd. de Hôp. Paris*, 19 mars 1920.

Leroy (A.). L'épidémie d'encéphalite. *Liège méd.*, 27 mars 1920.

Leroy et Dupouy. Encéphalite épidémique asthénique et myoclonique avec crises bulbaires. Evolution continue depuis plus d'un an. *Soc. médico-psychologique*, 31 janvier 1921.

Levaditi et Harvier. Premières recherches sur le virus de l'encéphalite léthargique. *Journ. méd. français*, mars 1920, p. 121

Levaditi (C.) et Harvier (P.). Le virus de l'encéphalite léthargique (encéphalite épidémique). *C. R. de la Soc. de Biol.*, 20 mars 1920, p. 354.

Levaditi (C.) et Harvier (P.). Recherches sur le virus de l'encéphalite. *C. R. de la Soc. de Biol.*, 28 mars 1920, p. 385.

Levaditi (C.) et Harvier (P.). Recherches expérimentales sur le virus de l'encéphalite léthargique. *Bull. de l'Académie de méd.*, n° 16, p. 365, 20 avril 1920.

Levaditi (C.) et Harvier (P.). Recherches expérimentales sur l'encéphalite léthargique. *C. R. de la Soc. de Biol.*, 8 mai 1920, p. 674.

Levaditi (C.) et Harvier (P.). Recherches sur le virus de l'encéphalite épidémique. *C. R. de la Soc. de Biol.*, 24 juillet 1920, p. 1140.

Levaditi (C.) et Harvier (P.). Etude expérimentale de l'encéphalite léthargique. *Ann. de l'Inst. Pasteur*, déc. 1920.

Levaditi (C.) et Harvier (P.). Recherches expérimentales sur l'encéphalite épidémique. *C. R. de la Soc. de Biol.*, 26 févr. 1921, p. 388.

Levaditi (C.), Harvier (P.) et Nicolau (S.). Recherches expérimentales sur le virus de l'encéphalite épidémique. *C. R. de la Soc. de Biol.*, 19 mars 1921, p. 521.

Levaditi. Conférence sur l'étude expérimentale de l'encéphalite épidémique. *Bull. de la Soc. de méd. de Paris*, n° 11, p. 332, 10 juin 1921.

Levaditi, Harvier et Nicolau. Conception étiologique de l'encéphalite léthargique. *Soc. de Biologie*, 2 juillet 1921.

Lévy (Fernand). L'encéphalite léthargique. *Gaz. des hôpit.*, 11 et 13 nov. 1919, p. 1.086.

Lévy (Pierre-Paul). Sur la contagion de l'encéphalite léthargique. Atteinte successive de trois enfants d'une même famille. *Bull. et Mém. de la Soc. méd. des hôpit. de Paris*, 9 juill. 1920, p. 1.007.

Lévy (Pierre-Paul). La clinique et le traitement de l'encéphalite léthargique. *La méd. pratique*, juill. 1920, p. 237.

Lévy-Valensi (J.) et Schulmann (E.). Eléments des types parkinsonien et pseudo-bulbaire au cours de l'évolution d'une encéphalite léthargique. Rire et pleurer spasmodiques. *Soc. de neurol.*, 2 déc. 1920. *Rev. neurolog.*, 1920, p. 1206.

Lhermitte (J.) et de Saint-Martin. La poliomésocéphalite primitive avec narcolepsie. *Ann. d'oculistique*, oct.-nov. 1918.

Lhermitte (J.). L'encéphalite léthargique. *Revue critique in Annales de Médecine*, t. VI, n° 4, 1919, p. 306.

Lhermitte (J.) et de Saint-Martin. Un nouveau cas de poliomésocéphalite primitive avec narcolepsie. *Bull. et mém. de la Soc. des hôpit. de Paris*, 27 juin 1919, p. 607.

Lhermitte (J.). L'encéphalite léthargique. *Journ. de méd. et de chir. prat.*, 10 oct. 1919.

Lhermitte (J.). Les syndromes anatomo-cliniques du corps strié. *Ann. de méd.*, t. VIII, n° 2, 1920.

Lhermitte (J.). L'encéphalitique léthargique : anatomie et physiologie pathologiques, épidémiologie, formes myocloniques. *Journ. méd. français*, mars 1920, p. 112.

Lhermitte (J.). L'encéphalite léthargique. *Soc. d'Ophtal. de Paris*, p. 227, 14 novembre 1920.

Lhermitte (J.). L'encéphalite épidémique. *Gazette des hôpitaux*, n° 3, p. 37, 8 janvier 1921.

LHERMITTE (J.). L'encéphalite léthargique. *In Questions neurologiques d'actualité*, Masson, 1921, p. 163 et s.

LITVAK. L'encéphalite aiguë myoclonique et la maladie de Dubini. *Riforma med.*, 27 mars 1920.

LITVAK (A.). L'asthénie de l'encéphalite épidémique et de la grippe. *Gaz. des hôpitaux*, n° 52, 8 juin 1920, p. 821.

LIVET (L.). Contribution à l'étude des formes psychiques de la polio-mésencéphalite épidémique. *Soc. méd. psychologique*, 27 décembre 1920.

LŒWE, HIRSCHFELD ET STRAUSS. Etudes sur l'encéphalite épidémique, (léthargique). *Journal. of infectious Diseases*, novembre 1919, p. 378.

MAC CLELLAN ET CAMPBELL. Acute encephalomyelitis in Australia. *British medical Journal*, 31 mai 1919, p. 663.

MAC DONALD. Lethargis encéphalitis. *Rhode Island med. Journ.*, oct. 1920, p. 191.

MAC INTOSH ET TURNBULL. Reports of the local Government Board, 1918-1919.

MAC NALTY (A. S.). L'encéphalite léthargique considérée comme maladie épidémique. *Rev. internat. d'hyg. publ.*, mai-juin 1921, p. 258.

MAGGIORA ET DE VECCHI. Conférences sur l'encéphalite léthargique. *Soc. med.-chir. di Bologna*, 11-12 février 1920. *Policlinico* (sez prat.), 8 mars 1920, p. 310.

MAILLARD ET CODET. Troubles psycho-moteurs consécutifs à l'encéphalite épidémique. *Soc. de Psychiatrie*, 17 février 1921.

MANICATIDE ET STROE. Les formes frustes de l'encéphalite épidémique. *Bull. et mém. de la Soc. médic. des hôpitaux de Bucarest*, 30 sept. 1920, p. 239.

MARIE (A.) ET PARANT. Encéphalite léthargique et troubles nerveux. *Soc. clinique de méd. mentale*, 23 janvier 1922, p. 121.

MARIE (PIERRE) ET Mlle LÉVY (G.). Le syndrome excito-moteur de l'encéphalite épidémique. Ses principales manifestations. Chorée rythmée, bradycinésies et myoclonies, parkinsonisme. *Rev. neurolog.*, juin 1920, p. 513.

MARIE (P.) ET Mlle LÉVY. Deux cas de palilalie chez deux malades présentant un syndrome parkinsonien post-encéphalitique. *Soc. de Neurologie*, 12 janvier 1922, p. 116.

MARIE (PIERRE) ET TRÉTIAKOFF (C.). Anatomie pathologique de l'encéphalite léthargique (étude histo-pathologique comparative de 4 cas) *Ann. de méd.*, janv. 1920, p. 1.

MARINESCO. Etude du système nerveux central dans quatre cas d'encéphalite léthargique. *Bull. de l'Académie de Méd.*, 5 novembre 1918, p. 411.

MARINESCO (G.). L'encéphalite létargique. *Bull. et mém. de la Soc. médic. des hôpit. de Bucarest*, 21 janv. 1920, p. 137.

MARINESCO (G.). Sur quelques formes cliniques de l'encéphalite épidémique. *Bull. et mém. de la Soc. méd. des hôpit. de Bucarest*, n°s 7-8, p. 201, 12-26 mai 1920.

MARINESCO (G.). Contrib. à l'étude des formes cliniques de l'encéphalite épidémique. *Rev. neurolog.*, janv. 1921, p. 1.

MARTIN ET TRABAUD. L'encéphalite léthargique à l'armée du Rhin. *Arch. de médecine et pharmacie militaires*, n° 1, janvier 1922, p. 93.

MASSARY (DE) ET BOULIN. Deux cas d'encéphalite léthargique à évolution chronique par poussées successives. *Bull. et Mém. de la Soc. méd. des hôpit. de Paris*, 26 nov. 1920, 3 déc. 1920, p. 1516 et s.

MAY (E.). Art. Encéphalite léthargique in *Nouveau Traité de Médecine de Roger, Widal, Teissier*, fascic. IV, p. 31 et s., 1 vol , Masson, 1922.

MAYER ET JOHN (E.). (Innsbruck). Contribution à la symptomalagie du syndrome Parkins. et à la clinique de l'encep. épid. *Zeitscht. f. die ges. Neurol. und Psychiatrie*, Original, Band 65, H. 1/2 (28 févr. 1921).

MEDEA. Di alcune forme atipiche della encefalite epidemica. *Atti della Soc. lombarda di sc. med. e biol.* 1920.

MEIGE (H.). Deux séquelles encéphalitiques juxtaposées chez un même sujet ; secousses myocloniques à droite, tremblement parkinsonien à gauche. *Soc. de neurolog.*, 2 déc. 1920. *Rev. neurolog.*, 1920, p. 1210.

MINGAZZINI. Sur l'encéphalomyélite épidémique. *R. Accad. méd. Roma*, 22 février 1920. *Policlinico* (sezione pratica), 12 avril 1920.

MOLINARI. L'encéphalite léthargique ou stupeur épidémique. *Riforma médica*, 18 janvier et 1er février 1911, p. 50-93.

MOLHANT. Contribution à l'étude clinique et au traitement de l'encéphalite épidémique dite léthargique. *Scalpel*, 30 avril 1921.

MONTAGNE (J.). Contribution à l'étude des séquelles de l'encéphalite léthargique. *Thèse de Montpellier*, 1920-1921, n° 146.

MORITZ. Sur l'encéphalite léthargique épidémique. *Münchener mea. Wochens*, 1920, n° 25.

MOTT. Discussion sur l'encéphalite épidémique. *Proceedings of the R. Soc. of Med.*, vol. XII, n° 1, novembre 1918. Section of Med. Conjoint meeting With Sect. of Pathology, *Epid. and stade Med.*, 22 oct. 1918.

Mouriquand (G.) et Lamy (M.). Encéphalite léthargique chez l'enfant. *Bull. de la Soc. médic. des hôpit. de Lyon*, 10 fév. 1920, p. 35. *Lyon méd.*, 10 avril 1920.

Mouriquand, Lamy et Martine. Séquelles psychiques de l'encéphalite léthargique chez l'enfant. *Bull. de la Soc. médic. des hôpit. de Lyon*, 7 déc. 1920, p. 196.

Mourlon, Colin (H.) et Lhermitte (J.). Syndrome pseudo-bulbaire et troubles mentaux à la suite d'encéphalite léthargique. *Soc. médico-psychologique*, 29 mai 1922, p. 394.

Muller-Bergalonne. L'encéphalite léthargique en Suisse. *Correspondenz-Blatt sur Schweizer Aerzte*, 6 novembre 1919, p. 1695.

Naville (F.) (de Genève). Etudes sur les complications et les séquelles mentales de l'encéphalite épidémique. La bradyphrénie. *Encéphale*, n° 6, juin 1922, p. 369.

Neal. Encéphalite léthargique. *Archives of Neurology and Psychiatry, Chicago*, septembre 1919, p. 271.

Netter (A.). L'encéphalite léthargique épidémique. *Bull. de l'Acad. de méd.*, 7 mai 1918, p. 337.

Netter (A.). L'encéphalite léthargique épidémique. *Paris médic.*, 3 août 1918, p. 81.

Netter. Recrudescenee de l'encéphalite léthargique. *Bull. Soc. méd. hôpit. Paris*, 4 avr. 1919, p. 300.

Netter. Recrudescence de l'encéphalite léthargique épidémique. *Bull. de l'Acad. de méd.*, 6 janv. 1920, p. 45.

Netter (A.). Enseignements tirés de l'analyse de 70 observations d'encéphalite léthargique. *Bull. et mém. de la Soc. médic. des hôpit. de Paris*, 26 mars 1920, p. 441.

Netter (A.). Contagiosité de l'encéphalite léthargique. *Bull. de l'Acad. de méd.*, 27 avr. 1920, p. 373.

Netter (A.). Déterminations viscérales de l'encéphalite léthargique. *XIVe Congrès franç. de méd.*, Bruxelles, 19 mai 1920.

Netter (A.). Diagnostic et traitement de l'encéphalite léthargique. *La Médecine*, août 1920.

Netter (A.), Cesari (E.) et Durand (H.). Démonstration de l'activité du virus de l'encéphalite dans les centres nerveux 15 mois après le début ; présence de ce virus dans les glandes salivaires. *Soc. de Biologie*, 14 mai 1921.

Netter. Herpès dans l'encéphalite léthargique. *Soc. médic. des hôpit.*, 15 juill. 1921, p. 1135.

Newskolme (Arthur), Sames (S.-P.), Mac Nalty (A.-S.), Marinesco, Mac Intosh, etc. Enquête sur une maladie d'origine obscure, l'encéphalite léthargique. *Reports to local Government Board on Public Health*, Truscott, éd. Londres, 1918.

Nixon (Ch.-E.) et Sweetser (Th.-H.). Relations d'une épidémie avec certains cas présentant le tableau de la méningo-encéphalite. *Améric. Journ. of med. Sc.*, n° 6, p. 845, juin 1921.

Nouët (H.). Séquelles nerveuses de l'encéphalite myoclonique. *Année médicale de Caen*, déc. 1920.

Oberndorfer. Ueber encephalitis lethargica und ihre Pathologie. *Münch med Wockenschr.*, 1919, p. 1017.

Osnato. Symptomatology of lethargic encephalitis. *New-York State Journ. of med.*, mai 1920, p. 140.

Pansera. Clinique et anatomie pathologique de l'encéphalite léthargique. *Policlinico* (sez prat.), 1er mars 1920.

Papin, Denéchau (D.) et Blanc (Ch.). Quatre cas d'encéphalite léthargique à Angers. Leurs modalités cliniques, leurs suites après cinq mois d'évolution. *Bull. et mém. de la Soc. médic. des hôpit. de Paris*, 4 juill. 1919, p. 659.

Pardee. Epidemic encephalitis. *Med. Ass. State Maine*, juill. 1920, *Medical. Record*, 18 nov. 1920, p. 804.

Pelfort Encéphalite léthargique chez deux enfants. *Archivos latino-amer. de Pediatria*, sempt.-oct. 1920, p. 423.

Perrens. Troubles physiques et psychiques consécutifs à une encéphalomyélite épidémique. *Soc. de méd. et de chir. de Bordeaux*, 6 mai 1921. *Gaz. hebd. des Sc. méd. de Bordeaux*, n° 31, p. 376, 31 juill. 1921.

Petit (G.). Encéphalite léthargique et délire aigu. Remarques cliniques sur neuf cas de délire aigu à symptômes mésocéphaliques. *Soc. médico-psychologique*, 28 juin 1920.

Petit (G.). Forme mentale prolongée oscillante, rémittente et intermittente de l'encéphalite épidémique. *Soc. de psychiatrie*, 21 avr. 1921.

Petit (G.). Les formes mentales prolongées de l'encéphalite épidémique. *Bull. et mém. de la Soc. médic. des hôpit. de Paris*, 22 avr. 1921, p. 550.

Petit (G.). Encéphalite épidémique et divorce (contribution à l'étude médico-légale des formes mentales de l'encéphalite épidémique). *Soc. médico-psychologique*, 25 avr. 1921.

Petit (G.). Dissociation psycho-organique, intermittence et périodicité au cours de l'évolution des formes mentales prolongées de l'encéphalite épidémique. *Soc. médico-psychologique*, 25 juill. 1921.

PETIT (G.). Encéphalite épidémique, ayant débuté par un syndrome hébéphréno-catatonique. Parkinsonisme précoce avec crises de rire et de pleurer spasmodiques, rythmies, sueurs de sang, etc. *Soc. de psychiatrie*, 15 déc. 1921.

PETIT (G.). Forme psycho-organique, intermittente ou à éclipses de l'encéphalite épidémique. *Soc. clin. de médec ment.*, 19 déc. 1921.

PETIT (G.) La conscience de l'état psychopathique dans les formes mentales de l'encéphalite épidémique. *Soc. de psychiatrie*, 27 avr. 1922.

PETIT. Contribution à l'étude du pseudo parkinsonisme consécutif à l'encéphalo-myélite épidémique. *Thèse de Bordeaux*, n° 127, 28 avr. 1922.

PIC (A.). Encéphalite léthargique. *Bull. de la Soc. médic. des hôpit. de Lyon*, 10 fév. 1920, p. 40.

PIC (A.). Séquelles de l'encéphalite léthargique. *Bull. de la Soc. médic. des hôpit. de Lyon*, 16 nov. 1920, p. 174.

PIC ET LÉPINE (J.). Sur les séquelles de l'encéphalite léthargique. *Soc. méd. des hôpit. de Lyon*, 16 nov. 1920.

PILTZ (J.). Quelques observations et remarques concernant la symptomatologie de l'encéphalite choréiforme et léthargique. *Revue neurolog.*, 1921, p. 793.

POTET. Encéphalite léthargique (Revue générale). *Gaz. des hôpit.*, 1920, n°s 69 et 72.

POTHIER. Encéphalite léthargique. *Journal of the Amer. med. Assoc.* 8 mars 1919, p. 715.

RATHERY (F.) ET BORDET (F.). Encéphalite léthargique évoluant en trois phases assez distantes : hoquet, myoclonie, léthargie. *Bull. et mém. de la Soc. médic. des hôpit. de Paris*, 4 fév. 1921, p. 128.

RATHERY ET CAMBESSÈDÈS. Encéphalite léthargique à évolution prolongée avec recrudescence tardive à type parkinsonien. *Bull. et m'm. de la Soc. médic. des hôpit. de Paris*, 1er-8 juill. 1921, p. 1051.

RAVIART, COMBEMALE (P.), VULLIEN ET ASSOIGNION. Cinq cas de syndrome parkinsonien post-encéphalitique. *Reun. neurol. ann.*, juin 1921. *Rev. neurolog.*, 1921, p. 675.

REBATTU, GRAVIER ET LANGERON. Hoquet épidémique, début d'encéphalite myoclonique. *Soc. méd. des hôpit. de Lyon*, 12 avr. 1921.

REH (TH.). Agrypnie avec agitation nocturne chez des enfants. *Revue médicale de la Suisse romande*, mars 1921.

RÉMOND (de Metz) ET LANNELONGUE. Séquelles de l'encéphalite léthargique. *Bull. Acad. Méd.*, 1920, 2e semestre, n° 52.

RHEIN. Encéphalite léthargique. *New-York med. Journ.*, 1er mai 1920, p. 758.

RICALDONI (A.). L'encéphalite léthargique. *Annales de la Faculté de Médecine de Montevideo*, tome V, juill.-août 1920.

RIGGS (C.-E.). Epidemic lethargic encephalitis. *Minnesota med.*, fév. 1920, p. 49.

RIGGS. Epilepsy, lethargic encephalitis and dementia prœcox. *Minnesota Medicine*, mars 1921, p. 141.

ROASENDA (G.). Inversion du rythme du sommeil, avec agitation psycho-motrice nocturne ; syndrome post-encéphalitique. *Policlinico sez. prat.*, n° 6, p. 181, 7 fév. 1921.

ROBIN (G.). Séquelles mentales de l'encéphalite épidémique. *Soc. clinique de méd. mentale*, 17 juill. 1922.

ROCAZ ET LARTIGAUT. Séquelles d'encéphalo-myélite épidémique. *Soc. de méd. et de chirur. de Bordeaux*, 15 avr. 1921. *Gaz. hebd. des Sc. méd. de Bordeaux*, n° 27, p. 319, 3 juill. 1921.

ROGER (H.). Encéphalite insomnique, choréo-ataxique et délirante. *Bull. et mém. de la Soc. médic. des hôpit. de Paris*, 20 fév. 1920, p. 246.

ROGER (H.). Encéphalite épidémique à forme polynévritique. *Bull. et mém. de la Soc. médic. des hôpit. de Paris*, 26 mars 1920, p. 479.

ROGER (H.). Encéphalite myoclonique avec purpura localisé et à début ambulatoire, contractée à Salonique. *Bull. et mém. de la Soc. méd. des hôpit. de Paris*, 26 mars 1920, p. 482.

ROGER (H.) Encéphalite aiguë épidémique ; formes léthargiques, myoclonique, choréo-ataxique, délirante, névralgique. *Marseille médic.*, 15 avril, 1er mai et 15 juin 1920.

ROGER (H.). Le polymorphisme de l'encéphalite épidémique, classification des formes cliniques. *Réun. biolog. de Marseille*, 20 avril 1920. *C. R. de la Soc. de biol.* 1920, p. 529.

ROGER (H). Les petits signes de l'encéphalite léthargique. *Presse médicale*, 15 mai 1920, p. 302.

ROGER (H.). Le Polymorphisme de l'encéphalite épidémique. Classification des formes cliniques. *Progrès méd.*, n° 23, 5 juin 1920, p. 247.

ROGER (H.). Réveil hivernal de l'épidémie encéphalitique et reviviscence saisonnière des encéphalites à forme prolongée. *Soc. méd. des hôpit.*, 24 déc. 1920.

Roger (H.). Encéphalo-myélite épidémique ou névrose ? Encéphalo-myélite épidémique prolongée à forme de mouvements choréo-athétosiques des membres, d'hémispasme facial et de spasme du cou et de la phonation, pris pour des accidents pithiatiques. *Marseille méd.*, 15 juin 1921.

Roger (H.). Syndrome parkinsonien post-encéphalitique chez les enfants. *Réun. neurolog. ann.*, juin 1921. *Revue neurolog.*, 1921, p. 677.

Roger (H.). Syndrome excito-moteur (chorée, tics, spasmes, stérotypies et dysarthrie), séquelle vraisemblable d'encéphalite épidémique à forme singultueuse et algomyoclonique survenue en 1914. *Soc. de neurol.*, 7 juill. 1921. *Rev. neurolog.*, 1921, p. 852.

Roger et Aymès. Mélancolie et pseudo-mélancolie post-encéphalitiques. *Comité méd. des Bouches-du-Rhône*, 8 oct. 1920. *Marseille méd.* p. 1075.

Roger (H.) et Aymès (G.). Encéphalite somnolente avec mouvements myocloniques et délire aigu. *Bull. et mém. de la Soc. médic. des hôpit. de Paris*, 20 févr. 1920, p. 244.

Roger (H.) et Blanchard (A.). A propos de la contagion de l'encéphalite épidémique, deux cas survenus chez deux élèves caporaux. *Bull. et mém. de la Soc. médic. des hôpit. de Paris*, 21 janvier 1921, p. 40.

Roger et Chaix. Pseudo-encéphalite léthargique névropathique. Léthargie rythmée, psychonévrosique post-infectieuse. *Paris méd.*, 10 avril 1920.

Ronchetti. Forme cliniche diverse dell'encefalite epidemica. *Policlinico*, 15 mars 1920, 21 juin 1920.

Rouquier. Syndrome dépressif grave post-encéphalitique. *Soc. médico-psychologique*, 25 octobre 1920.

Rudloff. Lethargic encephalitis. *Nebraska State med. Journ.*, décembre 1920, p. 351.

Runge. Encephalitis lethargica. *Wien. Klin. Wochenschr.*, 1919, n° 14.

Russel. Study of epidemic encephalitis based on swenteen cases with two necropsies. *Canadian med. Assoc. Journ.*, août 1920, p. 696.

Sabatini (G.). Sull'encefalite epidemica. *Il Policlinico*, janvier 1920.

Sabrazès (J.) et Massias (Ch.). L'encéphalite léthargique à propos des formes frustes. *Gaz. hebd. des Sc. médic. de Bordeaux*, 8 févr. 1920, n° 6, p. 61.

Sabrazès et Massias. L'encéphalite léthargique à propos des formes graves. Traitement sérothérapique intra-rachidien. *Gazette hebdomadaire des Sc. méd. de Bordeaux*, 29 février 1920, n° 9, p. 97.

Sabrazès (J.). Frigidité sexuelle et encéphalite léthargique. *Gaz. hebd. des Sciences méd. de Bordeaux*, juillet 1920.

Sabrazès (J.). La nature de l'encéphalite épidémique, ses liens avec le virus de « l'herpès » ». *Gaz. hebd. des Sc. méd. de Bordeaux*, n° 29, p. 337, 17 juillet 1921.

Saint-Martin (de) et Lhermitte (J.). La poliomésocéphalite primitive avec narcolepsie. *Bull. et mém. de la Soc. médic. des hôpit. de Paris*, 17 mai 1918, p. 457.

Saint-Martin (de) et Lhermitte (J.). La poliomésocéphalite primitive avec narcolepsie. *Progrès médic.*, 22 juin 1918.

Sainton (P.). Encéphalite léthargique. *Bull. et mém. de la Soc. médic. des hôpitaux de Paris*, 3 mai 1918, p. 424.

Sainton. Encéphalite léthargique de forme subaiguë. *Bull. et mém. de la Soc. méd. des hôpitaux de Paris*, 31 mai 1918, p. 543.

Sainton. L'encéphalite léthargique. *Presse méd.*, 23 sept. 1918, p 487.

Sainton (P.). Les apects cliniques et le diagnostic de l'encéphalite épidémique. *Journ. médic. français*, mars 1920, p. 100.

Sainton et Schulmann. Le parkinsonisme variable dans l'encéphalite épidémique. Parkinsonisme de fatigue et crises parkinsoniennes. *R. N.*, 1921, p. 1066.

Samaja. Quand cesse la contagiosité de l'encéphalite léthargique. *Note e riviste de psichiatria*, janvier 1921. *Anal. in l'Encéphale*, n° 7, juillet 1922.

Sanctis (de). Les troubles psychiques des encéphalitiques. *Acad. méd. di Roma*, 23 mai 1920. *Policlinico*, Sez. Prat., 26 juillet 1920, p. 798.

Scott, Mac Gavran et Warren. Epidemic (léthargic) encéphalitis. *Ohio state méd. journ.*, 1er nov. 1920, p. 797.

Sentis (Mlle) et Rimbaud (L.). Pseudo-encéphalite léthargique, intoxication par le Véronal chez une pithiatique. *Soc. des Sc. méd. et biol. de Montpellier et du Languedoc méditerranéen*, 30 avril 1920. *Montpellier méd.*, 15 juill. 1920.

Serre. Contrib. à l'étude de l'encéphalite léthargique épidémique et de ses formes cliniques. *Thèse de Bordeaux*, 30 avril 1919.

Shaw. The sequela of épidemic encéphalitis. *Guy's hospit. gaz.*, 1918, p. 313.

Shaw et Bartlett. Case of léthargic encéphalitis. *Maine médic., associat. journ.*, mai 1919, p. 284.

Sicard et Bollack. Catatonies, hypertonies, attitudes figées au cours de l'encéphalite léthargique. *Bull. et mém. de la Soc. médic. des hôpit. de Paris*, 20 févr. 1920, p. 262.

Sicard et Litvak. Encéphalite myoclonique et chorée électrique de Dubini. *Bull. et mém. de la Soc. médic. des hôpit. de Paris*, 26 mars 1920, p. 448.

Sicard (J.-A.). L'encéphalite myoclonique. *Presse médic.*, 14 avril 1920, p. 213.

Sicard. Les modalités de début de l'encéphalite léthargique. *Acad. de médecine*, 18 mai 1920.

Sicard (J.-A.). Les modalités du début de l'encéphalite épidémique. Névraxite épidémique. *Gaz. des hôpit.*, n° 50, 1er Juin 1920, p. 791.

Sicard. Encéphalite épidémique intermittente. *Bull. et mém. de la Soc. médic. des hôpit. de Paris*, 22 octoc. 1920, p. 1243.

Sicard et Paraf. Les attitudes musculaires prolongées dans la névraxite épidémique. *Soc. de neurologie*, 4 nov. 1920, p. 1096.

Sicard et Paraf. Fou rire synergique et baillement au cours de l'encéphalite léthargique. *Soc. médic. des hôp.*, 8 février 1921, p. 233.

Sicard (J.-A.). La forme akathésique du parkinsonisme post-encéphalitique. *Réun. neurol. ann.*, juin 1921. *Rev. neurol.*, 1921, p. 673.

Smith, Weber et Parke. Trois cas de stupeur épidémique. *Lancet*, 27 mai 1918, p. 737.

Souques (A.). Forme choréique de l'encéphalite léthargique. *Bull. et mém. de la Soc. médic. des hôpit. de Paris*, 30 avril 1920, p. 552.

Souques (A.). Un cas de maladie de Parkinson consécutif à l'encéphalite léthargique ; rôle des émotions vives dans cette maladie. *Soc. de neurol.*, 6 mai 1920. *Rev. neurolog.*, 1920 p. 463.

Souques (A.). Rapport sur les syndromes parkinsoniens. *Revue neurol.*, 3-4 juin 1921. *Revue neurologique*, 1921, n° 6.

Souques (A.) et Bertrand. Examen histologique des centres nerveux dans un cas d'encéphalite léthargique. *Bull. et mém. de la Soc. méd. des hôpitaux de Paris*, 30 avril 1920, n° 15, p. 557.

Staehelin. Encephalitis épidemica. *Schweiz, méd. Wochens*, 11 mars 1920.

Stafford (C -M.) Léthargic encéphalitis. *Journ. of Laboratory and. clin. méd.* août 1919, p. 791.

STANTON. Epidémie encephalitis. *Modern medicine, Chicago*, mai 1920, p. 353.

STERNBERG. Ueber encephalitis lethargica Aerztlicher Ver. in Brünn, 9 févr. 1920. *Wien. Klin. Wochenschr.*, 26 août 1920, p. 785.

STRAUSS (I.), HIRSCHFELD ET LŒWE (L.). Studies in epidemic encephalitis. *New-York medic. Journ.*, 3 mai 1919, p. 772.

STRAUSS (L.) ET LŒWE (L.). Etiology of épidemic (lethargic) encephalitis. *Journ. of the Americ. medic. Assoc.*, 4 octobre 1919.

STRAUSS ET LŒWE. Experimental studies in encephalitis lethargica with lautern slides. *New-York Academy of medicine*, 20 mai 1920.

STRAUSS (I.-S.). ET WECHSLER (Is.). L'encéphalite épidémique (encéphalite léthargique). *Rev. internat. d'hyg. publ.*, sept.-oct. 1921, p. 465.

TAYLOR. Epilepsy : recurrent herpes : lethargie encéphalitis. *British med. Journal*, 28 février 1920, p. 282.

TRUELLE (V.) ET BROUSSEAU. Note sur un cas d'encéphalite léthargique. *Société médico-psychologique*, 26 janvier 1920, p. 225.

TRÉTIAKOFF (C.) ET BREMER (F.). Encéphalite léthargique avec syndrome parkinsonien et catatonie. Rechutes tardives, vérification anatomique. *Soc. de neurol.*, 1er juill. 1920. *Rev. neurol.*, 1920, p. 772.

TURETTINI (G.) ET PIOTROWSKY (G.). Encéphalite épidémique à évolution très prolongée. *Paris médic.*, 30 avril 1921, p. 348.

TURNER. Lethargic encephalitis. *Tennesse State med. Assoc. Journ.*, déc. 1920, p. 309.

URECHIA. Encéphalite épidémique avec parkinsonisme et accès transitoires psycho-moteurs. *Soc. méd. hôp. Paris*, 7 avril 1922. *Bull. et mém.*, p. 651.

VALASSOPOULO. L'encéphalite léthargique à Alexandrie. *Bull. et Mém. de la Soc. médic. des hôpit. de Paris*, 7 mai 1920.

VALOBRA (N.). Sur les séquelles de l'encéphalite léthargique. *Giorn. della R. Accad. di med. di Torino*, p. 262, juillet-décembre 1920.

VAUCHEZ (DE). Contrib. à l'étude du polymorphisme clinique de l'encéphalite épidémique. *Thèse de Lyon*, 1921.

VAUGHAN (V.-C.). Lethargic encephalitis. *Journ. of Labor and clin. med.*, Saint-Louis, avril 1919, p. 381.

VERBIZIER (DE). Deux observations d'encéphalite léthargique. *Réunion médicale interalliée de la 11e Région*, 4 septembre 1918.

VERGER (H.). Séquelles spasmodiques et myocloniques de l'encéphalomyélite épidémique. *Soc. de méd. et de chir. de Bordeaux*, 14 oct. 1920. *Gaz. hebd. des Sc. méd. de Bordeaux*, n° 44, p. 523, 31 oct. 1920.

Verger (H.). Sur les localisations unilatérales de la bradykinésie encéphalitique. *Soc. de méd. et de chirur. de Bordeaux*, 6 oct. 1922, n° 20, p. 682. *Journ. de Méd. de Bordeaux*, 25 oct. 1922.

Verger et Hesnard. Le syndrome moteur des encéphalitiques pseudo-parkinsoniens, état figé ou bradykinésie hypertonique. *Réun. neurol. ann*, juin 1921. *Rev. neurolog.*, 1921, p. 633.

Verger (H.) et Hesnard. Un cas de stupeur aiguë épidémique. *Gaz. hebd. des Sc. médic. de Bordeaux*, 13 juin 1920, n° 24, p. 79.

Verger et Lartigault. Cas d'encéphalo-myélite diffuse avec myoclonie. *Soc. anatomoclin. de Bordeaux*, 9 fév. 1920. *Gaz.hebd.Sc. méd. Bordeaux*, 15 fév. 1920.

Vincent (H.). Sur l'encéphalite léthargique. *Bull.de l'Acad. de méd.*, 6 avr. 1920, p. 324.

Walshe (F.-M.-R.). Sur la complexité des symptômes de l'encéphalite léthargique, spécialement des contractions involontaires musculaires. *Brain*, part. 3, p. 197, novembre 1920.

Watson. Encéphalite léthargique avec lésions du cortex cérébral. *J. of Neurology a. psychopathology*, mai 1920, p. 34.

Wegeforth (P.) et Ayer (J.-B.). Encephalitis lethargica. *The Journ. of the Americ. med. Associat.*, 5 juill 1919, n° 5.

Wechsler. Les symptômes de l'encéphalite épidémique considérés au point de vue de la structure des parties de leurs fonctions. *New-York méd. Journ.*, 7 août 1920, p. 175.

Wholey. Analysis of mental symptoms associated wit épidemie encephalitis. *Pennsylvania med. J.*, avril 1921, p. 453.

Widal (F.), May (Et.) et Chevalley. Encéphalite léthargique avec syndrome mental simulant la démence précoce. *Bull. et mém. de la Soc. médic. des hôpit. de Paris*, 25 juin 1920, p. 922.

Wilson (K.) Epidemic encephalitis. *The Lancet*, 6 juill. 1918, p. 7.

Winner. Epidemic encephalitis. *Illinois medic. Journ.*, sept. 1919, p. 126.

Winslow. Differential diagnosis in epidemic lethargic encephalitis. *Northwest med.*, mars 1920, p. 73.

Zella (de Florence). Troubles du sommeil consécutifs à l'encéphalite épidémique. *Rivista di patologia nervosa e mentale*, avril 1921.

FÊTES & EXCURSIONS

FÊTES & EXCURSIONS

Nous avons publié, au début de ce volume, le compte rendu de la séance inaugurale.

A l'issue de cette séance, les congressistes, sous la conduite de M. Guey, conservateur, ont visité le musée départemental breton, installé, depuis 1912, dans l'ancien palais épiscopal de Quimper et qui contient, en dehors des trésors amassés depuis plus de cinquante ans par la Société d'Archéologie du Finistère, une partie ethnographique destinée à fixer pour l'avenir, dans des scènes pittoresques, des usages et des costumes dont on commence à ne plus trouver que des vestiges.

Le soir, après la discussion du premier rapport, c'était la visite du musée municipal, de la cathédrale et de la ville.

***

La soirée du 2 août fut consacrée à la visite, dans le vieux quartier de Locmaria, berceau de Quimper, d'une antique église à laquelle, depuis l'époque romane, tous les siècles ont collaboré et à laquelle le temps a ajouté une adorable patine; puis, la visite d'une de ces faïenceries, rameau aberrant de l'art rouennais, d'où sortent, non seulement ces pièces naïves que tout le monde connaît, mais encore, d'autres produits qui marquent une évolution artistique des plus remarquables. Sous la conduite de MM. Verlingue et Bolloré, les congressistes assistent aux phases successives de la fabrication et s'arrêtent longuement devant un vieux potier qui n'a pas voulu abandonner le tour à main.

***

Le jeudi 3 août est la journée traditionnellement consacrée au repos d'une grande excursion. Celle-ci a surtout pour but de montrer aux étrangers que la beauté de la Basse-Bretagne a des aspects divers et que cette beauté ne consiste point seulement dans des falaises sauvages et une mer en courroux; l'intérieur des terres offre des paysages aussi émouvants, aussi pittoresques, et des monuments qui témoignent d'un goût ancien et affiné. C'est ce qu'avance et ce que prouve le programme qui conduit les congressistes à Pleyben, dont l'immense place offre un recul suffisant pour que soit mis en valeur l'ensemble architectural de son église, de son ossuaire, de sa sacristie et de son arc triomphal surmonté d'un beau calvaire; à Saint-Herbot dont la chapelle votive émerge d'un vallon ; à Huelgoat où l'érosion des eaux a créé un chaos de rochers, que l'imagination peut revêtir de tous les rêves. Plus loin, c'est la Montagne Noire avec ses landes rases, battues par le vent, où à perte de vue on ne voit rien, rien que la silhouette humble de la chapelle des bergers de Saint-Michel de Brasparts, point à la fois historique et trigonométrique de la Basse-Bretagne, dont Camille Vallaux a fait, en quelque sorte, le centre d'une géographie plus humaine ; au col de Commana c'est la vue panoramique sur cette fin de terre du monde ancien, d'où l'œil embrasse, au delà des clochers des paroisses de trois arrondissements, la Manche et l'Atlantique. Enfin, c'est le retour dans la région plus riante de la Cornouaille, l'ensemble des deux églises jumelées et de la place de Locronan qui nous ramène au grand siècle et que, la veille, un impresario a rempli de défroques enrubannées et empanachées pour tourner le film de « Vingt ans après ».

*
**

Après la visite rapide de l'Asile des aliénés de Quimper, le vendredi 4 août au matin, la clôture, le soir, de la partie scientifique du Congrès, le Président et les membres du Congrès offrent au Théâtre municipal une réception qui complète la documentation plus matérielle des jours précédents : au son du biniou et de la bombarde, hautbois rustique, voici venir l'équipe célèbre des danseurs et danseuses du pays de Bannalec en grand costume qui restituent, dans un décor adéquat, de vieux pas que la Bretagne conserve en souvenir de l'ancienne France (Mme de Sévigné n'en a pas connu d'autres et Gérard de Nerval a pu encore les voir danser dans son pays de Valois au début du siècle dernier). Voici ensuite, ce qui est plus exclusivement local, que les bardes Gourvil (de Morlaix) et Rolland (de Guerlesquin), par leurs « gwerz » et leurs « barzas » nous révèlent le génie d'une langue qui meurt, qui va mourir, sans avoir connu, à travers les siècles, un autre âge que la jeunesse.

*
**

Une modification au programme fait supprimer la visite de Pont-l'Abbé-Lambourg : il y a trop à voir, tout le monde a fait, pour le dimanche, un rêve, puis a formulé un souhait que la courtoisie et la diplomatie du Président va permettre de réaliser. Le vendredi, au moment où le Congrès tenait son assemblée générale, un grand blessé, qui est un grand cœur et qui symbolise pour nous ce que la barbarie germanique a de cruel et de stupide, qui donne la mesure du fossé profond qui sépare la civilisation latine des cultures artificielles, Jean-Julien Lemordant, peintre et aveugle, a fait la démarche, personnelle et touchante, de se transporter aux portes du Congrès pour inviter les adhérents à assister dimanche à la fête patronale de Penmarc'h : il y a des demandes qu'on ne refuse pas et des occasions qu'il ne faut pas laisser passer ; un pardon en Basse-Bretagne en est une. Le Congrès ira dimanche à Penmarc'h et consacrera le samedi 5 août à la visite de Concarneau.

M. Toiray, maire de Concarneau, veut bien se faire notre cicerone ; c'est sous sa conduite que nous visitons le Musée départemental de Keriolet, dont une décision de notre président d'honneur, M. Desmars, préfet du Finistère, nous ouvre, grandes, les portes ; puis une fabrique de conserves où sont accumulés tous les procédés modernes de conservation et d'emboîtage ; enfin, avant le déjeuner devant le panorama de la baie, avec les explications techniques de M. le Docteur Deyrolle, le laboratoire de zoologie maritime du Collège de France peuplé du souvenir de Coste, l'embryogéniste, de Ch. Robin, de Pouchet, le naturaliste hétérogéniste, et même de Gustave Flaubert écrivant, à côté des grenouilles de Pouchet, son compatriote, « la Légende de Saint-Julien l'Hospitalier » ; et après, la visite aux remparts de la Ville-Close, joujou de l'époque de Vauban.

*
**

Le dimanche 6 août, dans l'ambiance d'un temps breton, le Congrès s'embarque pour faire à Lemordant et à son pardon la visite promise. C'est la descente de l'Odet, rivale, souvent heureuse, de la Rance, jalonnée de légendes, diverses comme ses aspects, la traversée de la baie et l'arrivée, un peu brutale, à Kerity-Penmarc'h. Là, marchandes de dentelles en plein vent, bardes disant leurs « sônes » devant un public attentif, vieux costumes dont certains, il y a plus d'un siècle, ont dû, derrière Charrette et Larochejacquelin, voir les journées sanglantes de Saint-Florent et de Quiberon, au milieu d'un concours immense d'autochtones et d'étrangers ; cependant qu'à l'abri du « vent de mer », sous une tente, Jean-Julien Lemordant préside à une fête qu'il a voulue simple, *bretonne,* qu'il ne voit pas, mais qu'il sent. Le Professeur Lépine vient lui présenter, au nom du Congrès, des hommages auxquels tiennent à s'associer les délégués des nations étrangères et il le remercie d'avoir fourni au Congrès l'occasion de clore ses assises sur une impression de Beauté.

ASSEMBLÉE GÉNÉRALE

Tenue à Quimper le 4 Août 1922

Le Congrès s'est réuni en Assemblée générale dans la salle du Théâtre de Quimper le vendredi 4 août, à 10 heures 1/2 du matin, sous la présidence de M. Jean Lépine, président, assisté de MM. Colin, vice-président, Lagriffe, secrétaire général, et des membres du Comité permanent.

M. Lalanne donne lecture, en son nom et au nom de M. Forman, des résultats financiers de la 25e session, de Luxembourg-Metz (août 1921).

RECETTES

Cotisations :	281 membres adhérents à 30 francs. .	8 430 »
	125 membres associés à 15 francs.	1.875 »
	406 TOTAL.	10.305 »

DÉPENSES

Rapports	1.180 »
Dépenses à Luxembourg.	1.385 »
Comptes rendus.	4.260 »
Frais généraux	1.278 50
TOTAL.	8.103 50

BALANCE

Recettes.	10.305 »
Dépenses	8.103 50
Excédent de recettes. .	2.201 50

Les comptes de MM. Forman et Lalanne sont approuvés à l'unanimité par l'Assemblée générale.

M. Jean Lépine, président, met ensuite aux voix les propositions du Comité permanent concernant l'organisation de la prochaine session du Congrès. A l'unanimité, l'assemblée décide de procéder au vote à mains levées. Les décisions suivantes sont prises à l'unanimité :

La XXVIIe session du Congrès des Médecins aliénistes et neurologistes de France et des pays de langue française se tiendra à Besançon en août 1923.

Le Bureau est constitué ainsi :

Président : Docteur Henri Colin, médecin en chef du Service de l'Admission (Asile-Clinique), secrétaire général de la Société médico-psychologique et de la Société clinique de Médecine mentale.

Vice-Président : Docteur E. de Massary, médecin des Hôpitaux de Paris, ancien président de la Société de Neurologie de Paris.

Secrétaire général : Docteur Santenoise, médecin en chef de l'Asile de Saint-Ylie (Jura).

Les questions suivantes ont été choisies par l'Assemblée générale du Congrès pour faire l'objet de rapports à la session de Besançon :

I. — **Psychiatrie :** *La psychoanalyse*, par M. le Docteur Hesnard, professeur à l'École principale du Service de Santé de la Marine à Bordeaux.

II. — **Neurologie :** *Troubles nerveux et circulatoires causés par les côtes cervicales*, par M. le Docteur André Thomas (de Paris).

III. — **Médecine légale :** *La criminalité des toxicomanes*, par M. le Docteur Legrain, médecin en chef de l'Asile de Villejuif (1).

(1) A l'exception de la criminalité des alcooliques qui a déjà fait, à la session de Bruxelles-Liège (1910), l'objet du rapport commun de MM. Aug. Ley (de Bruxelles) et René Charpentier.

M. René Charpentier, secrétaire permanent, prie instamment les rapporteurs de bien vouloir remettre au secrétaire général de la session le texte *dactylographié* de leurs rapports.

Il prie instamment tous les Membres du Congrès qui désirent voir figurer une question à l'ordre du jour de la prochaine session, de bien vouloir lui en adresser le titre, au cours de l'année, afin que leur proposition puisse être transmise en temps utile au Comité permanent chargé de faire des propositions à l'Assemblée générale qui se tiendra, à Besançon, en août 1923.

M. le Président annonce qu'aux termes du Règlement, les deux membres les plus anciens du Comité permanent sortent et ne sont pas immédiatement rééligibles. En remplacement de MM. Antheaume (de Paris) et Long (de Genève), le Comité permanent propose à l'Assemblée générale les noms de MM. Aug. Ley (de Bruxelles), et Henry Meige (de Paris), ancien secrétaire permanent. Il en est ainsi décidé, à l'unanimité, par l'Assemblée générale.

Le Comité permanent est donc ainsi constitué :

MM. Anglade (de Bordeaux).
Klippel (de Paris).
Lalanne (de Nancy).
Aug. Ley (de Bruxelles).
Meige (de Paris).
Semelaigne (de Paris).

M. le Président rappelle à l'Assemblée générale l'invitation faite à la séance d'ouverture par MM. Glorieux et Aug. Ley, de la part du Gouvernement belge, de tenir à Bruxelles, au mois d'août 1924, la XXVIIIe session du Congrès. Cette proposition, mise aux voix, est adoptée à l'unanimité, par acclamations.

Conformément au Règlement du Congrès, le président et le secrétaire général de cette session seront désignés par l'Assemblée générale de Besançon, en août 1923.

La séance est levée.

COMITÉ D'HONNEUR

M. J. **Desmars,** ancien Conseiller d'Etat, ancien Directeur de l'Assistance et de l'Hygiène publiques au Ministère de l'Hygiène, Préfet du Finistère.

M. **Le Hars,** Sénateur et Conseiller Général du Finistère, Maire de Quimper.

Mgr **Duparc,** Evêque de Quimper et de Léon.

BUREAU DU CONGRÈS

Président : M. le Professeur Jean **Lépine,** doyen de la Faculté de Médecine de Lyon.

Vice-Président : M. le Docteur Henri **Colin,** Médecin chef de service de l'Asile-Clinique (Paris).

Secrétaire Général : M. le Docteur **Lagriffe,** Directeur-Médecin de l'Asile des Aliénés de Quimper.

DÉLÉGUÉS OFFICIELS

FRANCE

Ministère de l'Hygiène, de l'Assistance et de la Prévoyance sociales : M. l'Inspecteur Général **Rondel,** Secrétaire général du Conseil supérieur de l'Assistance publique.

Ministère de la Guerre : M. le Médecin Principal de 1re classe **Chavigny,** Professeur à la Faculté de Médecine de Strasbourg ; M. le Médecin-Major de 1re classe **Peyrot,** Professeur de Psychiatrie à l'Ecole d'Application du Service de Santé des Troupes Coloniales.

Ministère de la Marine : M. le Médecin de 1re classe **Hesnard,** Professeur à l'Ecole Principale du Service de Santé de la Marine à Bordeaux.

Conseil Général de la Seine : MM. Maurice **Quentin** et le Docteur **Calmels.**

Préfecture du département de la Seine : M. **Reyrel,** Directeur de l'Asile-Clinique.

Commission de Surveillance des Asiles de la Seine : M. **Delaitre,** Maître des Requêtes au Conseil d'État.

Société Clinique de Médecine mentale : MM. **Arnaud,** président, **Dupain,** vice-président, **Colin,** secrétaire général, **Capgras, Filassier, Mignard,** secrétaires des séances, **Leroy,** trésorier, **Semelaigne.**

Société Médico-psychologique : MM. **Toulouse,** président, **Antheaume,** vice-président, **Colin,** secrétaire général, René **Charpentier, Capgras,** secrétaires des séances, **Dupain.**

Société de Médecine légale de France : MM. **Briand** et **Antheaume.**

Société de Neurologie de Paris : MM. **de Massary,** ancien président, Henry **Meige,** secrétaire général, O. **Crouzon** et Pierre **Behague.**

Société de Psychiatrie de Paris : M. **Briand,** président.

Société de Psychologie : M. René **Charpentier.**

BELGIQUE

Gouvernement Belge : Ministère de la Justice : M. le Dr **Glorieux,** Inspecteur Général des Asiles et des Colonies du Royaume, et M. le Dr Aug. **Ley,** Inspecteur des Asiles et Colonies du Royaume et Professeur à l'Université de Bruxelles.

Société de Médecine mentale de Belgique : MM. **Massaut** (de Lierneux) et **Maere** (de Gand).

Société Belge de Neurologie : M. **De Craene,** Professeur à l'Université de Bruxelles.

ESPAGNE

Societad de Psiquiatria y Neurologia de Barcelonne : M. **Belarmino Rodriguez.**

ITALIE

Société Italienne de Neurologie : M. le Professeur G. **d'Abundo** (de Catania).

LUXEMBOURG

Gouvernement Luxembourgeois : Direction Générale des Finances et du Service Sanitaire : M. **Welter** (d'Ettelbrück).

NORVÈGE

Gouvernement Norvégien : M. **Ragnar Vogt,** Professeur à la Faculté de Médecine de Christiana.

SUISSE

Société Suisse de Neurologie : M. le Dr **Schnyder,** privat-docent (Berne).

Société Suisse de Psychiatrie : M. le Dr Ch. **Ladame** (de Soleure).

TCHÉCO-SLOVAQUIE

M. **Matiegka,** doyen de la Faculté des Sciences de Prague.

MEMBRES ADHÉRENTS

Dr **Abadie,** Professeur de clinique des Maladies mentales à la Faculté de Médecine, 3, rue des Trois-Conils, Bordeaux.

Dr **Adam** (Frantz), Médecin de l'Asile de Rouffach (Haut-Rhin).

Dr **Allamagny** (P.), 17, Rue Berton, Paris (16e).

Dr **Ameline,** directeur médecin de la Colonie familiale, Ainay-le-Château (Allier).

Dr **Anglade** (D.), médecin de l'Asile des Aliénés de Château-Picon, Bordeaux (Gironde).

Dr **Antheaume** (André), médecin-directeur du Sanatorium de La Malmaison, à Rueil, Paris, 6, rue Scheffer (16e).

Dr **Arman** (Sisto), médecin-chef de l'Asile d'Aliénés, Oviedo (Espagne).

Dr **Arnaud** (F.-L.), médecin-directeur de la Maison de Santé de Vanves (Seine), 2, rue Falret.

Dr **Artur** (René), médecin de 1re classe de la Marine, Brest.

Dr **Aubry** (Edmond), médecin de l'Asile de Maréville (Meurthe-et-Moselle).

Dr **Aubry** (J.), 5, rue Brochant, Paris (17e).

Dr **Audemard** (E.), médecin des Asiles, inspecteur des Maisons de Santé, 243, avenue de Saxe, Lyon (Rhône).

Dr **Auffret,** ancien interne des hôpitaux de Paris, 11, rue Laënnec, Quimper (Finistère).

Dr **Baruk** (Jacques), directeur-médecin de l'Asile d'Aliénés de Sainte-Gemmes, près Angers (Maine-et-Loire).

Dr **Bériel,** médecin des Hôpitaux, 18, rue Bât-d'Argent, Lyon.

Dr **Berillon,** directeur de la Psychologie appliquée, 4, rue Castellane, Paris (8e).

Dr **Béhague,** chef de Clinique à la Faculté de Médecine, 9, rue Edouard-Manet, Paris (13e).

Dr **Billet** (J.), directeur-médecin de la Maison de Santé Rech (Pont-Saint-Côme), Montpellier (Hérault).

Dr **Blumer,** G. Alder, directeur de Butler-Hospital, Providence (Rhode-Island, U. S. A.).

Dr **Bonhomme,** 9, rue Pierre Ducreux, Paris (16e).

Dr **Bonnin** (Henri), médecin des Hôpitaux, 63, Cours Pasteur, Bordeaux.

Dr **Borel** (E.), médecin-directeur de l'Hospice de Perreux à Boudry, canton de Neuchâtel (Suisse).

Dr **Briand** (Marcel), médecin-chef honoraire de l'Asile clinique, 67, boulevard des Invalides, Paris (7e).

Dr **Brousseau** (A.), chef de clinique à la Faculté de Médecine, 87, route de Châtillon, Montrouge (Seine).

Dr **Buffet** (Lucien), médecin-directeur de l'Asile d'Aliénés d'Ettelbrück (Grand-Duché de Luxembourg).

Dr **Callet,** La Métairie, Nyon (Suisse).

Dr **Calmels,** conseiller général de la Seine, 22, avenue des Gobelins, Paris (5e).

Dr **Calmettes** (A.), médecin-chef de l'Asile de Naugeat, Limoges (Haute-Vienne).

Dr **Caradec,** 4, Quai de l'Odet, Quimper (Finistère).

Dr **Charon** (R.), directeur-médecin de l'Asile de Dury-les-Amiens (Somme).

M. **Charpentier** (Clément), avocat à la Cour, secrétaire général de la Société des Prisons, 20, rue Ernest-Cresson, Paris (14e).

Dr **Charpentier** (René), ancien chef de clinique à la Faculté, médecin-directeur de la Maison de Santé, 6, boulevard du Château, Neuilly (Seine).

Dr **Chartres,** médecin principal de l'Armée, Hôpital militaire, Vichy (Allier).

Dr **Chauvel** (Fernand), ancien interne des hôpitaux de Paris, 13, rue Laënnec, Quimper (Finistère).

Dr **Chocreaux** (G.), médecin-chef de la Maison de Santé, Saint-André-lez-Lille (Nord).

Dr **Christiansen,** professeur à l'Université, 18, Lille Strandvez, Hellerup, près Copenhague (Danemark).

Dr **Claude** (Henri), professeur de clinique des Maladies mentales à la Faculté, 89, boulevard Malesherbes, Paris (8e).

Dr **Codet,** médecin des Asiles d'Aliénés, ancien interne des Hôpitaux de Paris, 10, rue de l'Odéon, Paris (6e).

Dr **Colin** (Henri), médecin-chef de l'Asile clinique, 26, rue Vauquelin, Paris (5e).

Dr **Colin** (Charles), président de l'Association des Médecins du Sud-Finistère, 22, rue de Brest, Quimper (Finistère).

Dr **Collet** (Georges), directeur de la Clinique médicale de Fontenay-sous-Bois, 6, avenue des Marronniers (Seine).

Dr **Combemale** (Pierre), médecin des asiles, chef de clinique à la Faculté, 93, rue d'Esquermes, Lille (Nord).

Dr **Corcket,** médecin en chef de l'Asile du Bon-Sauveur, Caen (Calvados).

Dr **Cornu** (E.), médecin-chef de l'Asile d'Aliénés de Bassens (Savoie).

Dr **Coulonjou** (E.), médecin en chef du Service des Aliénés, Hospice Saint-Jacques, Nantes (Loire-Inférieure).

Dr **Courbon** (Paul), médecin-chef de l'Asile d'Aliénés de Stéphansfeld (Bas-Rhin).

Dr **Courjon** (Jean), médecin-directeur de la Maison de Santé, Meyzieu (Isère).

Dr **Crocq** (Jean), médecin en chef de la Maison de Santé d'Uccle, 67, rue Joseph II, Bruxelles.

Dr **Crouzon** (Louis), médecin de la Salpétrière, 70 *bis*, avenue d'Iéna, Paris (4e).

Dr **Cruchet** (René), professeur à la Faculté de Médecine, 8, rue Professeur Demons, Bordeaux.

Dr **Cullerre** (Alexandre), directeur-médecin honoraire des Asiles d'Aliénés, 14, rue de Bouillé, Nantes (Loire-Inférieure).

Dr **Daday** (Pierre), directeur-médecin de l'Asile d'Aliénés, Evreux (Eure).

Dr **De Craene** (E.), professeur agrégé à la Faculté de Médecine, 4, rue Watteau, Bruxelles.

M. **Delaitre,** maître des requêtes au Conseil d'Etat, membre de la commission de surveillance des Asiles de la Seine, Paris.

Dr **Delmas,** directeur de la Maison de Santé, 23, rue de la Mairie, Ivry-sur-Seine (Seine).

Dr **Deny** (G.), 18, rue de la Pépinière, Paris (8e).

Dr **Desruelles** (M.), médecin-chef de Service à l'Asile de Saint-Ylie, par Dole (Jura).

Dr **Dubois** (Charles), 20, Falkenhoheweg, Berne (Suisse).

Dr **Duchateau** (J.), médecin principal de l'Asile Caritas, Melle-lez-Gand (Belgique).

Dr **Dupouy** (Roger), 15, villa du Bel-Air, Paris (12e).

Dr **Eissen** (Jean), médecin de l'Asile d'Aliénés de Stéphansfeld (Bas-Rhin).

Dr **Euzière,** médecin de l'Asile d'Aliénés, Montpellier (Hérault).

Dr **Famenne** (Paul), médecin-chef de l'Institut de Florenville (Belgique).

Dr **Farez** (Paul), inspecteur-adjoint des Asiles de la Seine, 3, rue de la Boëtie, Paris (8e).

Dr **Fassou** (A.), médecin de l'Asile de Bégard (Côtes-du-Nord).

Dr **Fillassier,** médecin-directeur de la Maison de Santé du Château de Suresnes, 10, quai Galliéni, Suresnes (Seine).

Dr **Forman** (J.), 1, rue Aldringer, Luxembourg (Grand-Duché de Luxembourg).

Dr **Gassiot** (Georges), médecin de l'Asile Saint-Yon, près Rouen (Seine-Inférieure).

Dr **Gaumé** (Marcel), chirurgien de l'Hôpital, 18, rue de Brest, Quimper (Finistère).

Dr **Giffo** (Félix), 43, avenue de la Gare, Quimper (Finistère).

Dr **Gilles** (André), médecin de l'Asile Saint-Luc, Pau (Basses-Pyrénées).

Dr **Glorieux,** inspecteur général des Instituts pour enfants anormaux, 215, avenue de Tervueren, Bruxelles.

Dr **Gommès** (Marcel), médecin-inspecteur des écoles de la Ville, 5, rue Parrot, Paris (12e).

Dr **Gouriou** (Paul), La Terrasse-Fontmaure, Chamalières (Puy-de-Dôme).

Dr **Gravot,** médecin principal des Troupes Coloniales, villa Roch-ar-Bleiz, route de Brest, Morlaix (Finistère).

Dr **Hallion,** professeur au Collège de France, 54, Faubourg Saint-Honoré, Paris (8e).

Dr **Hartenberg** (P.), 64, rue de Monceau, Paris (8e).

Dr **Hesnard** (A.), professeur à l'Ecole de Santé Navale, Bordeaux.

Dr **d'Hollander** (Fernand), professeur de Psychiatrie à l'Université de Louvain, 80, rue Vital de Costez (Belgique).

Dr **Jacquin** (Georges), médecin-chef de l'Asile Sainte-Madeleine, 2, boulevard Paul Bert, Bourg (Ain).

Dr **Jude,** professeur agrégé du Val-de-Grâce, Ecole de Santé Militaire, Lyon.

Dr **Klippel** (Maurice), médecin des Hôpitaux, 63, boulevard des Invalides, Paris (7e).

M. **Laboulle** (A.), député provincial permanent, 29, rue de l'Usine, Liège.

Dr **Ladame** (Charles), médecin de l'Asile de la Rosegg, Soleure (Suisse).

Dr **Lagrange** (L.), médecin-directeur de l'Asile d'Aliénés, 66, rue Renaudot, Poitiers (Vienne).

Dr **Lagriffe** (Lucien), ancien chef de clinique à la Faculté, directeur-médecin de l'Asile des Aliénés, Quimper (Finistère).

Dr **Lalanne** (Gaston), directeur-médecin de la Maison de Santé de Castel-d'Andorte, Le Bouscat (Gironde).

Dr **Lalanne,** médecin-chef de service à l'Asile d'Aliénés de Maréville, près Nancy (Meurthe-et-Moselle).

Dr **Lallemant** (Ernest), directeur-médecin honoraire des Asiles, Mesnilville par Saint-Clair-sur-l'Elle (Manche).

Dr **Latreille** (G.), médecin de l'Asile des Aliénées de Château-Picon, Bordeaux.

Dr **Le Clec'h,** 16, place de Brest, Quimper (Finistère).

Dr **Legrain** (Paul), médecin-chef de l'Asile de Villejuif (Seine).

Dr **Lépine** (Jean), doyen de la Faculté de Médecine, 1, place Gailleton, Lyon.

Dr **Lerat** (Georges), médecin de l'Asile de Lafond-La Rochelle (Charente-Inférieure).

Dr **Le Savoureux** (Henri), médecin des Asiles, La Vallée-aux-Loups, Châtenay (Seine).

Dr **Lévy** (Paul-Emile), 15, rue de Prony, Paris (17e).

Dr **Ley** (Auguste), professeur de Psychiatrie à l'Université, 9, avenue Fond-Roy, Uccle-Bruxelles.

Dr **Logre,** 27, rue du Château, Neuilly (Seine).

Dr **Long** (Edouard), professeur à la Faculté de Médecine, 15, boulevard Helvétique, Genève.

Dr **Maere,** 18, place du Marais, Gand (Belgique).

Dr **Mahaim** (Albert), professeur de Psychiatrie, directeur de l'Asile de Téry, Prilly-sur-Lausanne (Suisse).

Dr **Malloizel** (Lucien), ancien interne des Hôpitaux de Paris, 5, rue René Madec, Quimper (Finistère).

Dr **Massary** (E. de), médecin des Hôpitaux, 59, rue de Miromesnil, Paris (8e).

Dr **Massaut** (J.), médecin-directeur de la Colonie d'Aliénés, Lierneux (Belgique).

Dr **Matiegka,** doyen de la Faculté des Sciences de Prague (Tchéco-Slovaquie).

Dr **Mazel** (Pierre), 54, avenue de Noailles, Lyon.

Dr **Meige** (Henry), secrétaire général de la Société de Neurologie, 35, rue de Grenelle, Paris (6e).

Dr **Meilhon** (A.), directeur-médecin honoraire des Asiles, 16, place Pey-Berland, Bordeaux.

Dr **Mercier** (E.), médecin de l'Asile d'Aliénés de Pierrefeu (Var).

Dr **Meuriot** (Henri), ancien interne des Hôpitaux de Paris, directeur de la Maison de Santé de Passy, 17, rue Berton, Paris (16e).

Dr **Mirallié** (Charles), directeur de l'Ecole de Médecine, 11, rue Copernic, Nantes.

Dr **Mirc** (J.), médecin-chef de l'Asile d'Aliénés d'Agen (Lot-et-Garonne).

Dr **Molin de Teyssieu,** chef de clinique à la Faculté de Médecine, 14, rue Blanc-Dutrouilh, Bordeaux.

Dr **Morat** (Daniel), médecin de la Clinique Neurologique, 2, avenue Pozzo di Borgo, Saint-Cloud (Seine).

Dr **Morel** (André), médecin-directeur de l'Asile de Préfargier, près Neuchâtel (Suisse).

Dr **Morvan** (Alexandre), Fouesnant (Finistère).

Dr **Nouët** (Henri), directeur-médecin de l'Asile d'Alençon (Orne).

Dr **Ollivier** (Jean), médecin en chef de l'Asile d'Aliénés de Lehon, Dinant (Côtes-du-Nord).

Dr **Pailhas** (B.), médecin en chef de l'Asile du Bon-Sauveur, Albi (Tarn).

Dr **Parant** (Victor), médecin-directeur de la Maison de Santé de Saint-Cyprien, 27, allées de Garonne, Toulouse (Haute-Garonne).

Dr **Pâris** (Alexandre), médecin-chef de l'Asile de Maréville, 10, rue Saint-Lambert, Nancy (Meurthe-et-Moselle).

Dr **Pascal** (C.), médecin-chef de service à l'Asile d'Aliénés de Châlons-sur-Marne (Marne).

Dr **Paul-Boncour,** professeur de criminologie à l'Ecole d'Anthropologie, médecin en chef de l'Institut médico-pédagogique de Vitry, 164, faubourg Saint-Honoré, Paris (8e).

Dr **Perrussel,** interne des Asiles de la Seine, Paris.

Dr **Petit** (Georges), médecin de l'Asile de Bourges (Cher).

Dr **Pic** (A.), professeur à la Faculté de Médecine, médecin des Hôpitaux, 43, rue de la République, Lyon.

Dr **Pilven,** 13, rue de l'Hospice, Quimper (Finistère).

Dr **Prince,** médecin-chef de service de l'Asile d'Aliénés de Rouffach (Haut-Rhin).

Dr **Privat de Fortunié,** directeur-médecin de l'Asile d'Aliénés de Lesvellec, près Vannes (Morbihan).

Dr **Porot** (Antoine), 29, rue Mogador, Alger.

M. **Quentin** (Maurice), conseiller général de la Seine, Paris.

Dr **Quercy** (Pierre), médecin de l'Asile d'Aliénés, Rennes (Ille-et-Vilaine).

Dr **Rapuc,** 74, boulevard de Strasbourg, Toulon (Var).

Dr **Raviart** (Georges), professeur de clinique psychiatrique à la Faculté, directeur-médecin de la clinique départementale d'Esquermes, 91, rue d'Esquermes, Lille (Nord).

Dr **Régis** (André), médecin-chef de service à l'Asile des Aliénés de Cadillac (Gironde).

Dr **Robert** (Jean), directeur-médecin de l'Asile d'Aliénés, Auch (Gers).

Dr **Rouquier** (A.), professeur agrégé au Val-de-Grâce, Paris.

Dr **Roussy,** 31, avenue Victor-Emmanuel III, Paris (8e).

Dr **Sambola** (Ramon), médecin de l'Asile de Salt, Gerona (Espagne).

Dr **Santenoise,** médecin-chef de service de l'Asile de Saint-Ylie, par Dole (Jura).

Dr **Santenoise** (Daniel), médecin des Asiles, chef de clinique adjoint à la Faculté, 155, rue de Sèvres, Paris (15e).

Dr **Schnyder** (Louis), privat-docent de Neuropathologie, 19, rue Daxelhofer, Berne (Suisse).

Dr **Semelaigne** (René), ancien interne des Hôpitaux de Paris, 59, boulevard de Montmorency, Paris (16e).

Dr **Sengès** (Noël), médecin des Asiles d'Aliénés, Asile de Quimper (Finistère).

Dr **Sollier** (Paul), 14, rue Clément Marot, Paris (8e).

Dr **Suttel,** médecin de l'Asile d'Aliénés, Le Puy (Haute-Loire).

Dr **Tarrius** (Jean), médecin de la Maison de Santé d'Epinay, 6, avenue de la République, Epinay-sur-Seine (Seine).

Dr **Taty** (Th.), La Tour de Salvagny par Charbonnières (Rhône).

Dr **Titeca** (Raoul), médecin-directeur du Sanatorium Sans-Souci, 51, rue du Congrès, Bruxelles.

Dr **Trenel,** médecin-chef de service à l'Asile de Villejuif (Seine).

Dr **Truelle** (Victor), médecin-chef de service à l'Asile de Maison-Blanche, Neuilly-sur-Marne (Seine-et-Oise).

Dr **Vallon** (Charles), médecin honoraire de l'Asile clinique, 15, rue Soufflot, Paris (5e).

Dr **Velter** (Edmond), ophtalmologiste des Hôpitaux de Paris, 38, avenue du Président Wilson, Paris (16e).

Dr **Verger** (Henri), professeur de médecine légale à la Faculté, 7, rue Professeur Demons, Bordeaux.

Dr **Vermeylen,** Colonie de Gheel (Belgique).

Dr **Vernet** (Georges), directeur-médecin de l'Asile d'Aliénés, Bourges (Cher).

Dr **Viel,** médecin en chef de l'Asile d'Aliénés, Pont-l'Abbé-Picauville (Manche).

Dr **Vinchon** (Jean), médecin de la Maison de Santé, 15, rue Jeanne d'Arc, Saint-Mandé (Seine).

Dr **Vivès** (Salvador), médecin-directeur de l'Asile d'Aliénés de Salt-Gerona (Espagne).

Dr **Vogt,** professeur de psychiatrie, Christiania (Norvège).

Dr **Vullien** (Robert), chef de laboratoire à la Faculté de Médecine, médecin de la clinique départementale, 93, rue d'Esquermes, Lille.

Dr **Voivenel** (Paul), ancien chef de clinique à la Faculté, 18, rue de la Dalbade, Toulouse (Haute-Garonne).

Dr **Welter** (Eloi), médecin-chef de service à la Maison de Santé, Ettelbrück (Grand-Duché de Luxembourg).

MEMBRES ASSOCIÉS

Mlle **Anglade,** Bordeaux.
Mme **Antheaume** (André), de Paris.
Mlle **Arnaud,** de Vanves (Seine).
M. **Arnaud** (Robert), de Vanves (Seine).
Mlle **Assoignion** (H.), surveillante générale de la clinique départementale, 93, rue d'Esquermes, Lille (Nord).
M. **Baruk** (Henri), interne des Hôpitaux de Paris.
Mmes **Buffet** (Lucien), d'Ettelbrück (Grand-Duché de Luxembourg).
Calmels, Paris.
Calmettes (Albert), de Limoges (Haute-Vienne).
Charon (René), de Dury-les-Amiens (Somme).
M. **Charon** (Pierre), de Dury-les-Amiens (Somme).
Mmes **Charpentier** (René), de Neuilly-sur-Seine (Seine).
Chartres, de Vichy (Allier).
Codet, de Paris.
Mlles **Collet** (G.), de Fontenay-sous-Bois (Seine).
Collet (S.), de Fontenay-sous-Bois (Seine).
Mmes **Courbon** (Paul), de Stéphansfeld (Bas-Rhin).
Cruchet (René), de Bordeaux (Gironde).
Daday, d'Evreux (Eure).

Mmes **Dubois** (Charles), de Berne (Suisse).
Eissen (Jean), de Stéphansfeld (Bas-Rhin).
Mlles **Famenne** (G.), de Florenville (Belgique).
Famenne (S.), de Florenville (Belgique).
Mmes **Gaumé,** Quimper (Finistère).
Gilles (André), Pau (Basses-Pyrénées).
Gravot, à Morlaix (Finistère).
Hesnard (A.), Bordeaux (Gironde).
M. **Hesnard** (O.), agrégé de l'Université, chef du bureau de presse à l'Ambassade de France, Berlin (Allemagne).
Mmes **Hesnard** (O.), Berlin (Allemagne).
Laboulle (A.), Liège (Belgique).
Lagriffe (L.), Quimper (Finistère).
M. **Lagriffe** (Lucien), Quimper (Finistère).
Mme **Lalanne** (Gaston), Le Bouscat (Gironde).
Mlles **Lalanne,** Le Bouscat (Gironde).
Lalanne, Le Bouscat (Gironde).
Lalanne, Le Bouscat (Gironde).
Mme **Lallemant** (Ernest), château de Mesnilville (Manche).
M. **Lallemant** (Maurice), externe des Hôpitaux de Paris.
Mmes **Lallemant** (Maurice), Paris.
Lépine (Jean), Lyon (Rhône).
Ley (Auguste), Uccle-Bruxelles (Belgique).
Maere, Gand (Belgique).
Matiegka, Prague (Tchéco-Slovaquie).
Massaut (J.), Lierneux (Belgique).
Meige (Henry), Paris.
Molin de Teyssieu, Bordeaux (Gironde).
M. **Péron** (Noël), interne des Hôpitaux de Paris.
Mmes **Perrussel,** Paris.
Pic (Adrien), Lyon (Rhône).
Mlle **Pic** (P.), Lyon (Rhône).
Mmes **Schnyder** (Louis), Berne (Suisse).
MM. **Schnyder** (Pierre), étudiant en médecine, Berne (Suisse).
Schnyder (René), étudiant en droit, Berne (Suisse).
Mlles **Scribe,** Paris.
Semelaigne (F.), Paris.
Semelaigne (R.), Paris.
Mme **Sengès** (N.), Quimper (Finistère).

Mmes **Taty**, La Tour de Salvagny (Rhône).
Titeca (Raoul), Bruxelles (Belgique).
M. **Titeca**, Bruxelles (Belgique).
Mmes **Verger** (Henri), Bordeaux (Gironde).
Vinchon, Paris.
Vogt, Christiania (Norvège).
Voivenel (Paul), Toulouse (Haute-Garonne).
Welter (Eloi), Ettelbrück (Grand-Duché de Luxembourg).

ÉTABLISSEMENTS HOSPITALIERS

Aisne. — Asile d'aliénés de Prémontré.
Allier. — Asile d'aliénés de Sainte-Catherine d'Yzeure.
Ariège. — Asile d'aliénés de Saint-Lizier.
Aveyron. — Asile d'aliénés de Rodez.
Bas-Rhin. — Asile d'aliénés de Hoerdt.
— Asile d'aliénés de Stephansfeld.
Bouches-du-Rhône. — Asile d'aliénés Saint-Pierre, à Marseille.
Charente. — Asile d'aliénés de Breuty-la-Couronne.
Charente-Inférieure. — Asile d'aliénés de Lafont, à La Rochelle.
Cher. — Asile d'aliénés de Beauregard, Bourges.
Côtes-du-Nord. — Maison de santé de Bon-Sauveur, à Bégard.
Dordogne. — Asile d'aliénés de Vauclaire, à Monpont-sur-l'Isle.
Eure. — Asile d'aliénés de Navarre, à Evreux.
Eure-et-Loir. — Asile d'aliénés de Bonneval.
Finistère. — Asile des aliénés de Quimper.
Gers. — Asile d'aliénés d'Auch.
Gironde. — Asile des aliénées de Château-Picon, à Bordeaux.
Haut-Rhin. — Asile d'aliénés de Rouffach.
Haute-Marne. — Asile d'aliénés de Saint-Dizier.
Hérault. — Asile d'aliénés de Montpellier.
Ille-et-Vilaine. — Asile d'aliénés de Rennes.
Jura. — Asile d'aliénés de Saint-Ylie.
Landes. — Asile d'aliénés de Mont-de-Marsan.
Loire-Inférieure. — Asile d'aliénés de Blanche-Couronne, à Savenay.

Loiret. — Asile d'aliénés de Fleury-les-Aubrais.
Lozère. — Asile d'aliénés de Saint-Alban.
Marne. — Asile d'aliénés de Châlons-sur-Marne.
Mayenne. — Asile d'aliénés de Mayenne.
Meurthe-et-Moselle. — Asile d'aliénés de Maréville, près Nancy.
Meuse. — Asile d'aliénés de Fains.
Morbihan. — Asile d'aliénés de Lesvellec, à Saint-Avé.
Moselle. — Asile d'aliénés de Sarreguemines.
Nièvre. — Asile d'aliénés de La Charité-sur-Loire.
Oise. — Asile d'aliénés de Clermont de l'Oise.
Orne. — Asile d'aliénés d'Alençon.
Pas-de-Calais. — Asile d'aliénés de Saint-Venant.
Puy-de-Dôme. — Maison de santé de Sainte-Marie de l'Assomption, à Clermont-Ferrant.
Rhône. — Asile d'aliénés de Bron.
Sarthe. — Asile d'aliénés, Le Mans.
Seine. — Colonie familiale de Ainay-le-Château (Allier).
— Asile clinique Sainte-Anne, à Paris.
— Colonie agricole de Chezal-Benoît (Cher).
— Colonie familiale de Dun-sur-Auron (Cher).
— Asile d'aliénés de Moisselles (Seine-et-Oise).
— Asile d'aliénés de Vaucluse, à Epinay-sur-Orge (Seine-et-Oise).
— Asile d'aliénés de Ville-Evrard, à Neuilly-sur-Marne (Seine-et-Oise).
Seine-Inférieure. — Asile d'aliénés de St-Etienne-du-Rouvray.
Somme. — Asile d'aliénés de Dury-les-Amiens.
Vaucluse. — Asile d'aliénés de Montdevergues, à Montfavet.
Yonne. — Asile d'aliénés d'Auxerre.
Belgique. — Laboratoire d'anthropologie de la Prison de Saint-Gilles, Bruxelles.
Grand-Duché de Luxembourg. — Asile d'aliénés d'Ettelbrück.

TABLE DES MATIÈRES

III

QUIMPER, IMPRIMERIE A. JAOUEN. — Mme BARGAIN ET Cie, SUCCESSEURS

www.ingramcontent.com/pod-product-compliance
Ingram Content Group UK Ltd.
Pitfield, Milton Keynes, MK11 3LW, UK
UKHW022018170726
13837UKWH00001B/260

9 782329 180168